寺門琢己

骨盤教室

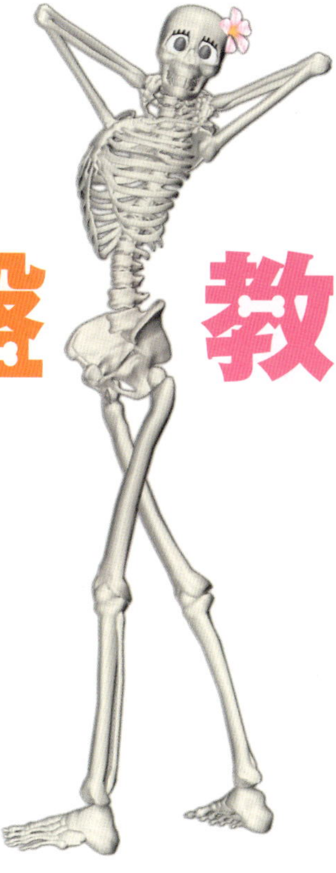

幻冬舎

入学式

an Entrance ceremony

こんにちは！　骨盤教室にようこそ！

みなさんそれぞれ、からだとこころにいろんな悩み、コンプレックスを持っていると思います。骨盤教室は、大きくは2週間ごと、1日では朝晩に開閉をくり返している骨盤をコントロールして、思うような自分、なりたい自分になるための教室です。

常に男性からも女性からも愛されていて、仕事も恋愛も順調、うらやまくやしくなるような女性って周りにいませんか？　なんか否定するところはないかしらなんて観察してもその要素は見当たらず、「もし自分が男だったらこんな女に惚《ほ》れるよな〜」なんて逆に納得してしまったり……。外見だけならもっときれいな人ってたくさんいるのに男女問わずにモテるのはなぜでしょう？　**ON TIME**の昼はイキイキ気持ちよく働き、**OFF TIME**の夜は癒しフェロモンがほわほわ〜。実はこういった女性はみんな「骨盤の開閉がスムーズ」、言いかえれば「骨盤がしなやか」なんです。僕が20年以上教えている骨盤体操というのは、

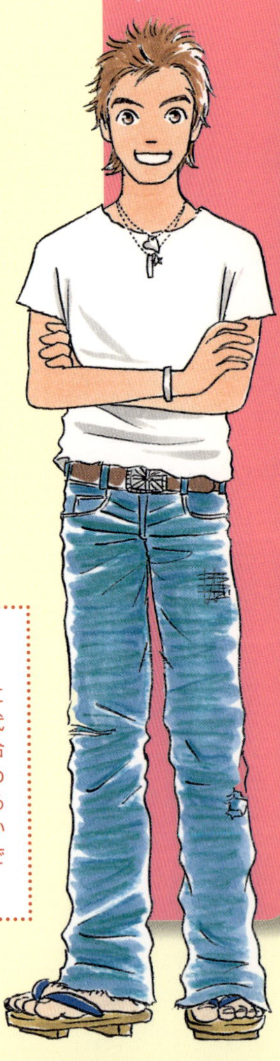

タク先生

KOTSUBAN教室校長にしてカリスマ整体師。40代に入ってサーフィンの試合にて初入賞。ゴルフを始めて半年でスコア100を切るなど、年々若返る驚異のからだとしなやかなこころで日々元気！

からだの中心となる「骨盤」の開閉をスムーズにうながす運動。骨盤がスムーズに動くようになれば「痩せる」「魅力的になる」「脳脊髄液《のうせきずいえき》が回るようになるので頭がすっきりし、仕事がはかどる」「ウツがなくなる」などイイことずくめ。まさに女性の理想ともいえる「**淑女と娼婦を兼ね備えたからだとこころ**」がつくれちゃうのです。

今まで20年以上、整体の仕事や数々の本を通じて「骨盤体操」をおすすめしてきたなかで感じたのは、「オンナって勝手だな～」という事実！これは僕が何百人という女性のこころとからだと対話してきたなかで出た結論です。

例えば生理不順で来院した患者さんに「骨盤体操は生理不順に効くから」とすすめてもなかなか実行しない。でも他の患者さんが骨盤体操をやりだしたとたん太モモがスッキリしてくるのを目《ま》の当たりにすると、やり方を僕にこっそり聞いてくるんです。「だから言ったでしょ～」と思いながらもう一度骨盤体操を教えると、今度はまじめに実行！その人の足もスッキリしてくる。一度「成功体験」を手にした人は、今まで気にしてなかった（というか気づいてなかった）ところに目がいき、「次はお腹《なか》、次は二の腕」という具合に次々と自分のからだを磨くことに目覚めていきます。

20年間で僕がたたき込まれた女性の特徴その1、どんなに健康にいいと言われても**自分の気になるところ以外は気にしない**。その2、**成功例を見ると自分も試したくなる**。それでいいんです！太モモがスッキリするにつれ、当初の目的だった生理不順もいつのまにか解消。スタイルはよくなり、健康は手に入り、肌はつるぴか、表情まで明るくなって、いいことずくめ。ほんと、オンナって勝手だな～！　それでいいんです！　気になる小さな部分をなおすことから始まって、最後にはこころもからだも全部きれいになっちゃえばいいんですから。

２００４年に満を持して「ＫＯＴＳＵＢＡＮ教室」という勉強会を四季に１回ずつ始めました。その「ＫＯＴＳＵＢＡＮ教室」を始めて再認識した女性の特徴その３、**オンナの人は気になるところがないとがんばらない**。逆に言えば、気になるところがあればがんばれるんです。

この『骨盤教室』では、簡単そうで実は奥の深い**骨盤体操を完全マスター**するために、プロセスを**４段階に分けて、さまざまなエクササイズドリル**を紹介しています。**それぞれに「太モモが細くなる」「ヒップが上がる」「二の腕が締まる」などのおトクつき**。自分の気になるところから始めてもよし、最初から順を追ってマスターしていってもよし。最終的に骨盤体操を完全マスターすれば、知らず知らずのうちにＯＮでもＯＦＦでも輝いていられる「人気者」になれることまちがいなしです！　今まで何をやっても長続きしなかったという方、ご安心を。気になるところを発見した時にマットの上にゴロンとなり手軽に「Let's Ｄｏ　Ｉｔ!」。それが「骨盤教室」のモットーですから！

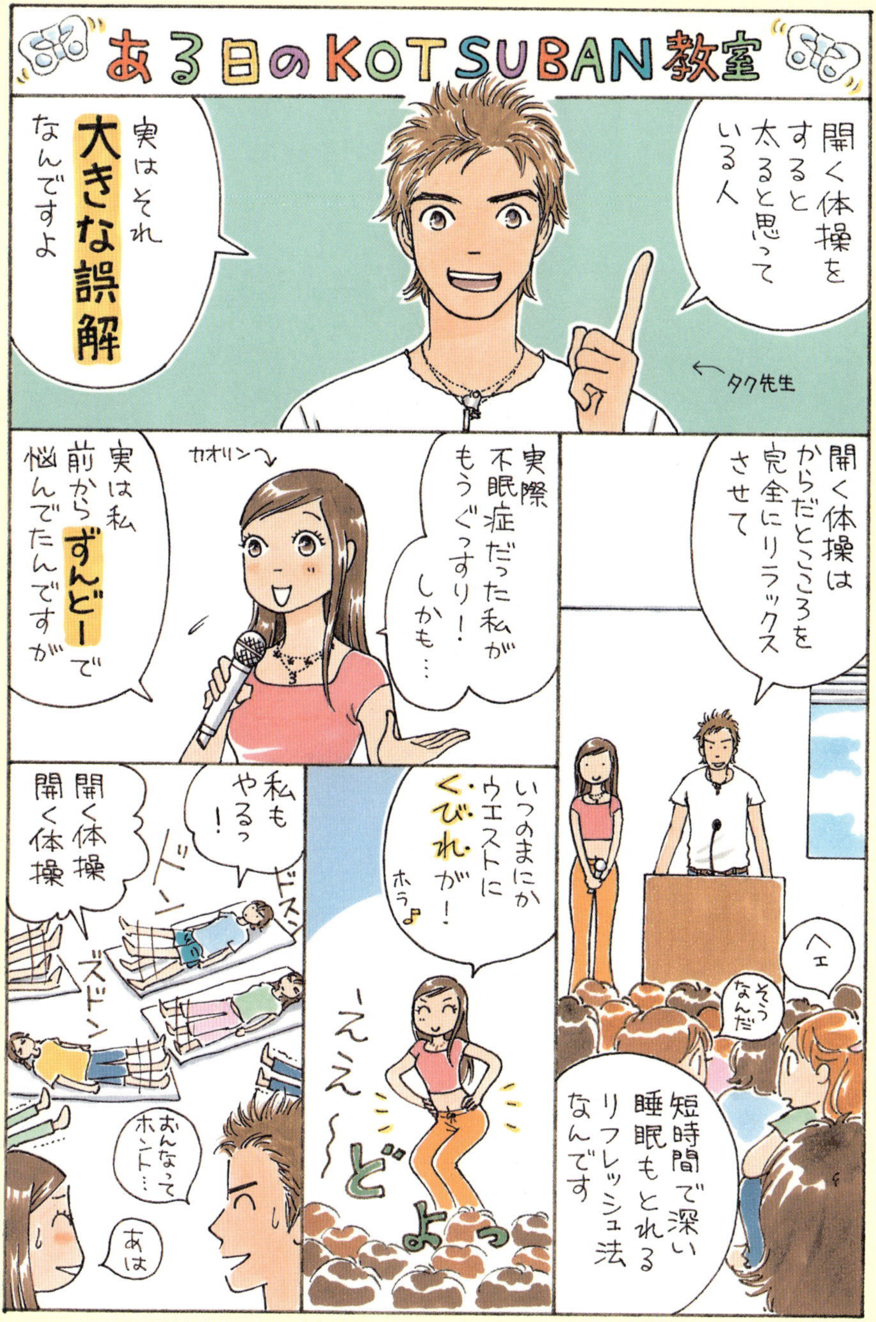
ある日のKOTSUBAN教室
開く体操をすると太ると思っている人
←タク先生
実はそれ大きな誤解なんですよ
開く体操はからだとこころを完全にリラックスさせて
実際不眠症だった私がもうぐっすり！しかも…
カオリン↘
実は私前からずんどーで悩んでたんですが
ヘェ
そうなんだ
短時間で深い睡眠もとれるリフレッシュ法なんです
いつのまにかウエストにくびれが！
ホラ♪
ええ〜
どよっ
私もやるっ！
開く体操開く体操
ドスン
ドン
ズドン
おんなってホント…
あは

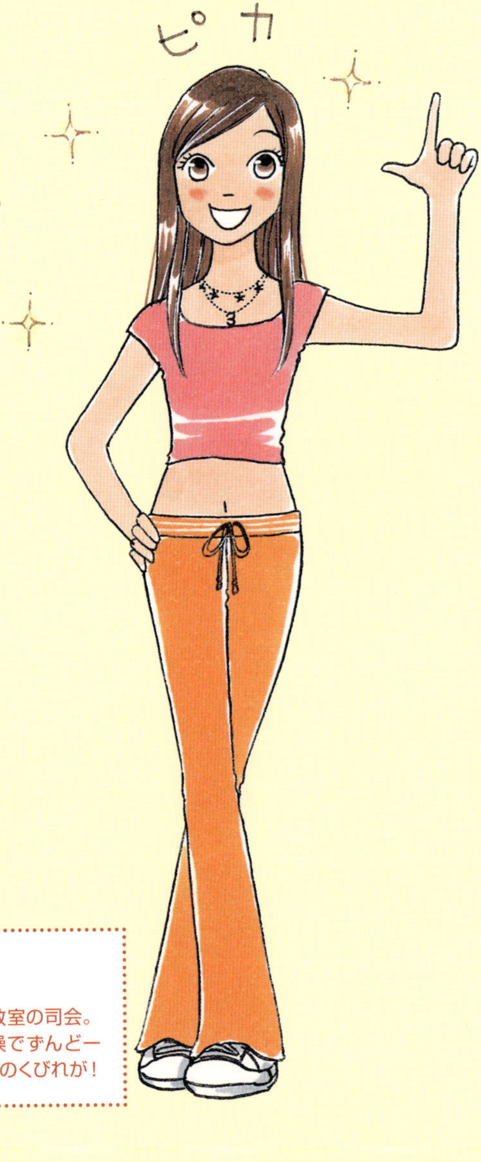

かおりん

KOTSUBAN教室の司会。
ひらく骨盤体操でずんどー
ウエストに念願のくびれが！

KOTSUBAN
教室の
モットー

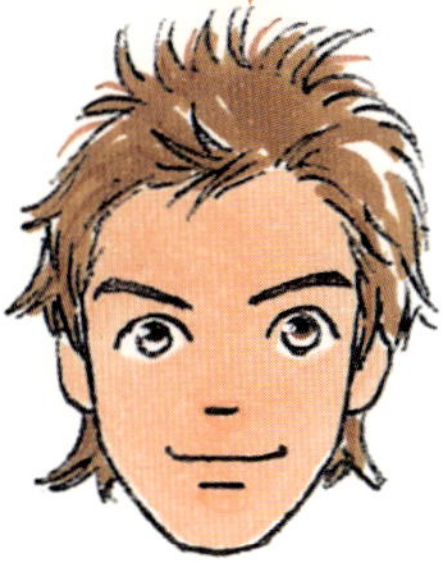

骨盤をしなやかにして人気者でいこう！

骨盤教室　もくじ

2時限目　筋力、弱まってない？

DRILL 07 足の裏で大地をつかもう
［親指プックリ筋体操］……………42
解説 プックリ筋を使ってしっかり地面をつかみながら歩けば
足のすみずみまでキレイになります！ ………44
得 外反拇趾、ウオの目、タコ解消。足裏ツルツルに！

●タク先生の特別講習
骨盤って何？……………46

3時限目 からだの力を完全に抜いて

DRILL 08 カチコチのからだを解凍しちゃおう
［腰フリフリ運動］……………50
解説 キチンと脱力していないと鉄のパンツをはいてるがごとく、
刺激を与えても骨盤はピクリとも動きません！ …………52
解説 うまく脱力できない時のお助けレシピ集。…………54
得 無駄な筋肉がつかず、足ホッソリ！

DRILL 09 ニュートンの法則に従え
［「落とす」感覚をGET！］……………56

4時限目　呼吸の間隙《かんげき》を狙えば骨盤が動く！

課外授業　歪んだからだを解凍しよう！

5時限目 しめる骨盤体操

6時限目 ひらく骨盤体操

7時限目 からだの総仕上げ

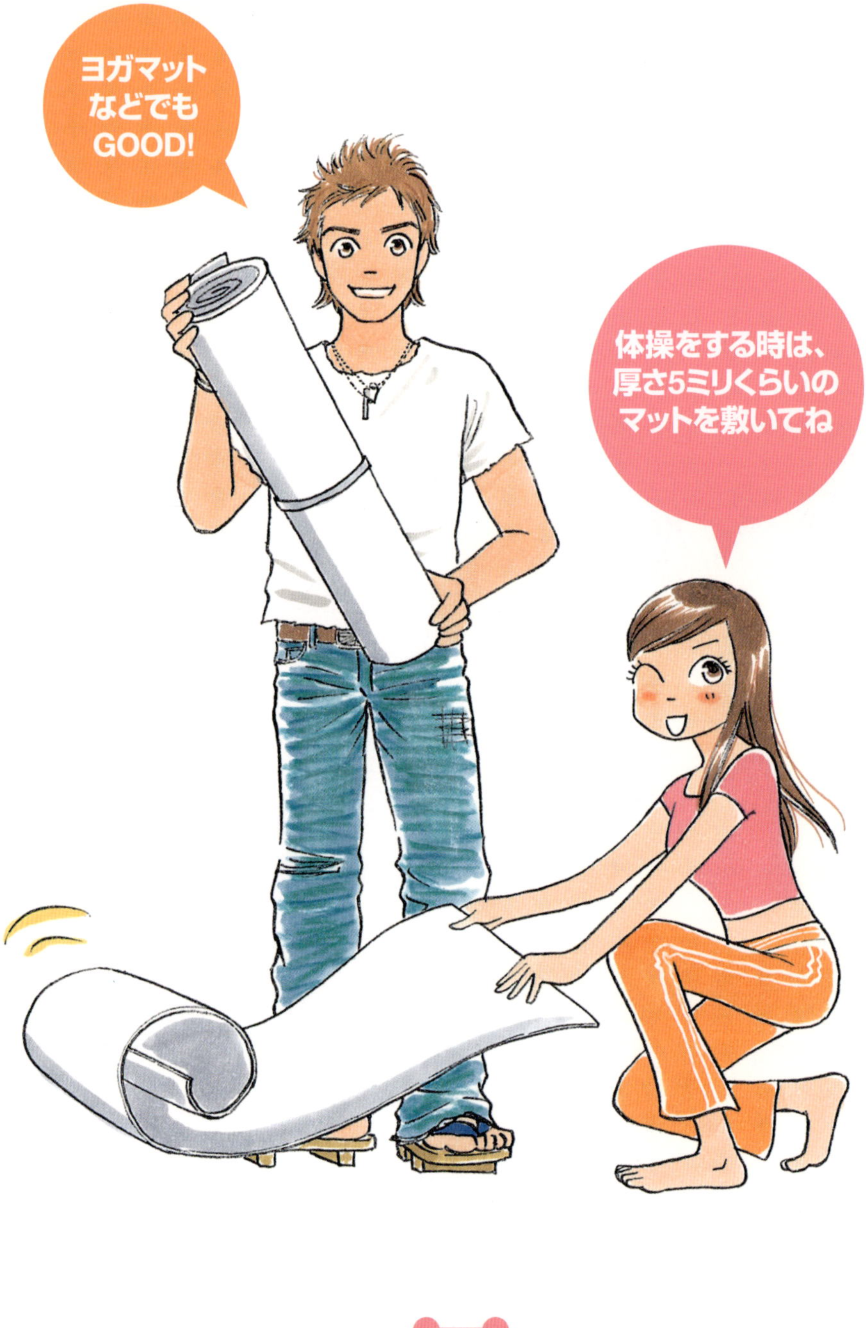
ヨガマット
などでも
GOOD!
体操をする時は、
厚さ5ミリくらいの
マットを敷いてね

1時限目

あなたのからだを診断します！

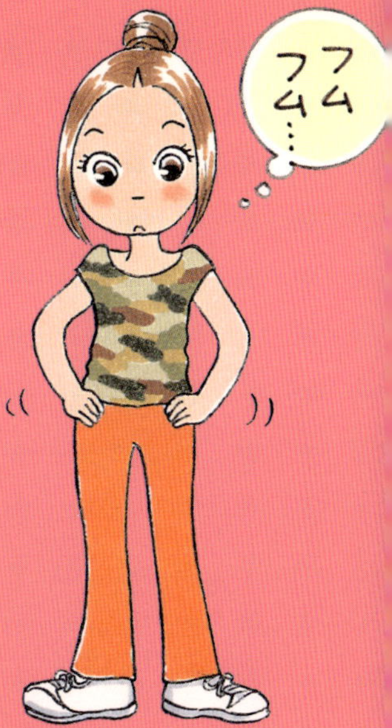

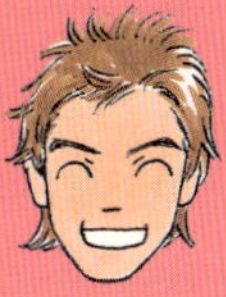

昼はきびきび、夜はなめらか……
そんな理想のからだになる第一歩は、
「骨盤まわりがしなやかであること」が重要なカギ。
外から見えない「骨盤」だけど、
か〜んたんな動きでしなやかさがわかっちゃうのです。
二つのドリルでさっそくCHECK。

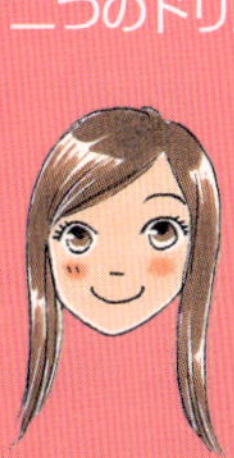

どっちがラク???

開き座り寝
OPEN SITTING

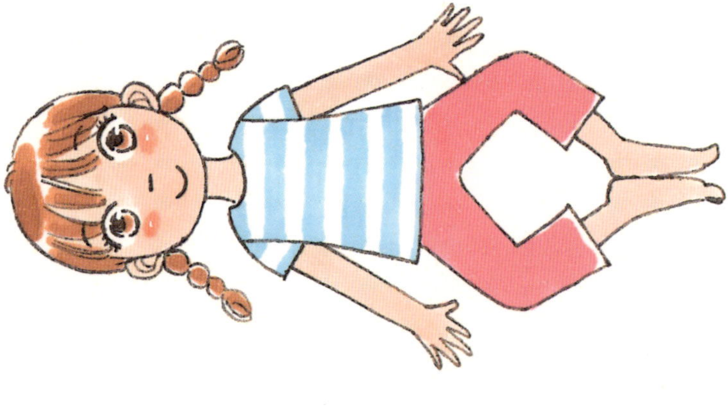

ゴロンと寝て、足の裏を合わせてヒザをパカッと開きます。この時ヒザが床から浮かないように！　この体勢で１分間耐えられる???

あなたの骨盤がスムーズに動ける状態かを知るためには、「骨盤の先についてるもの＝足」がうまく動いているかを見れば一目瞭然。あなたは下の「開き座り寝」と「トンビ座り寝」どっちがラク？　たったこれだけであなたの股関節のしなやかさと骨盤の傾向がわかっちゃうのです。

トンビ座り寝

CLOSE SITTING

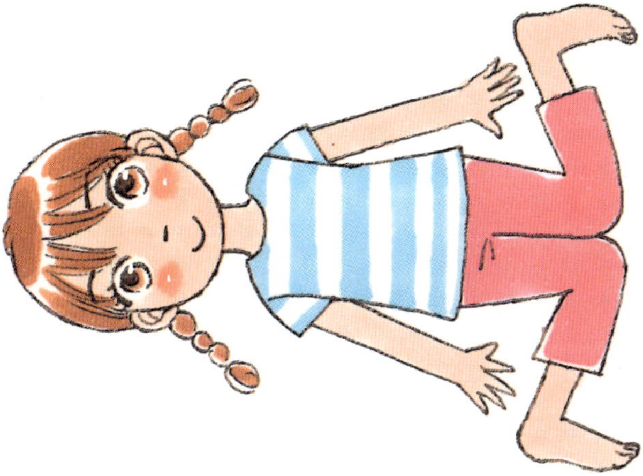

足をMの字に折り、そのままゴロンと寝てみましょう。この時ヒザが床から浮かないように！　できる人はさらにかかとを腰に近づけてみて。ぺったりつけられちゃう人もいるかも!?

DRILL 01
解説
股関節の動きがしなやかなら、足に肉がつきません!!

「どちらかの動きがやりにくい＝普段そちら側の股関節を動かしていない＝動かしていないから硬い」そして、**硬い側に肉がつく！**　というイヤ〜な方程式が成り立ちます。まずは股関節をしなやかにして無駄なお肉をそぎ落としましょう！

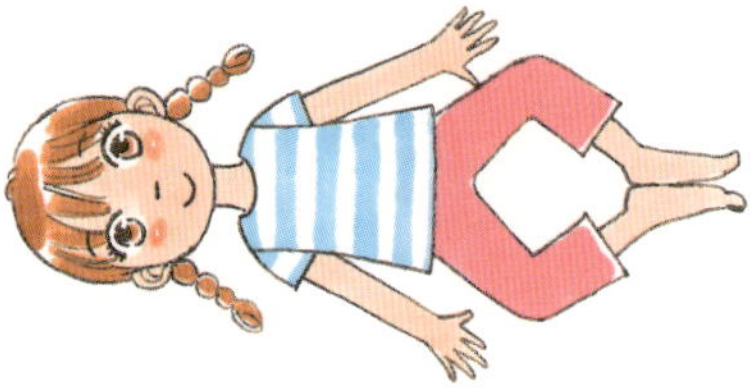

⬆のほうがラクな人は「**ひらき傾向**」さん

外に開く動きが得意なひらき傾向さん。ヒザを開いた状態の時にからだの力が抜ける人です。赤ちゃんみたいにこの体勢のまま寝ちゃうこともあります。このタイプの人は、イスに座っていると、自然にヒザが開いて大股開きになったりしがち。上半身が細いわりに足が太いことで悩んでいませんか？　そうそうこのタイプはお腹も出やすいみたい。ほっとくとタヌキ体型になるおそれもありですよ〜（恐）。（しめる骨盤体操→ P.76）

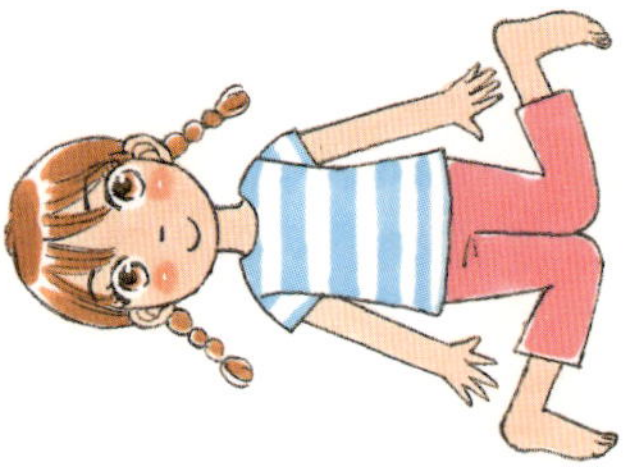

⬆のほうがラクな人は「**しまり傾向**」さん

このタイプの人の骨盤は、閉まる（内側）動きが得意です。足がスラリと伸びていてモモにあまり肉がついていない人が多いのでは？女性としては「うらやましい限り」ですが、男性の本音は「ちょっと色っぽさが足りないな〜」なんです。閉まり傾向が続くと食べても太れないだけでなく、夜なかなか寝つけなかったり、イライラ・ギスギスしがちになったりするので ご用心。（ひらく骨盤体操→ P.86）

得

「開き座り寝」「トンビ座り寝」を毎日1分ずつすると、モモが5～8cm細くなる！

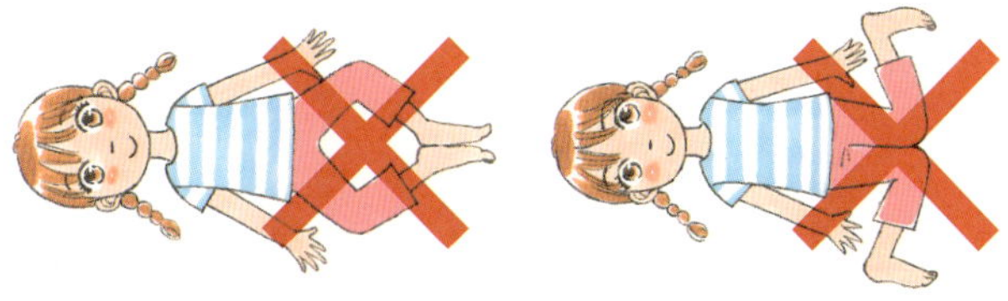

両方ツライ人は「両サビ」さん

あなたは骨盤がかた～くなっている「股関節フリーズ」な人！ 歩く時もちょこまかヒザ下だけで、股関節を使っていません。最近「もう 30 すぎだから」とか「運動が苦手だから」とか、気がつくといろんな言い訳していない？ 思い当たる節があったら要注意！ 股関節だけじゃなく、頭もかた～くサビつきはじめているかも。このままだと「むくみ、肌荒れ、ひいては動かないところに肉がついてくる」など、ますます悪化の一途……。

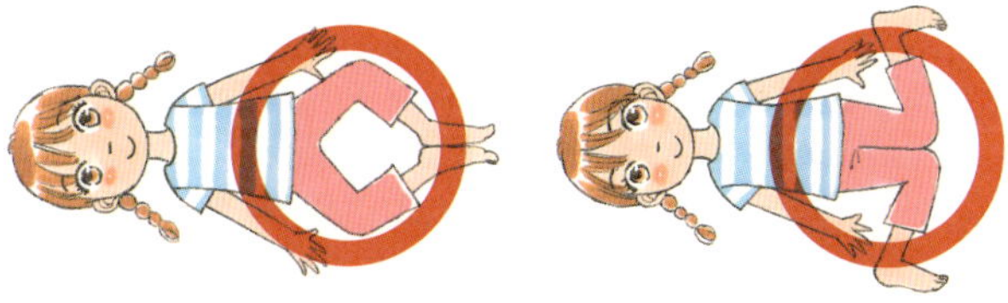

両方スムーズな人は「ニュートラル」さん

よくここまでしなやかな股関節を保っていましたね！ 拍手!! 股関節がしなやかな人は全身の動きが連動してしなやか。考え方も柔軟で、腰も軽く、疲れにくいのです。そんな機能的な人は、まわりに必要とされ、愛されます。「くたびれた」なんて言わず、ニコニコしているので、ますますみんなが寄ってきます。足も理想的なフォルム。でも怠けているとすぐ硬くなってしまうので、日々の鍛練を忘れずに。

まずは「開き座り寝」「トンビ座り寝」の二つの動きがスムーズにできるように、お風呂上がりなどに練習し、こころもからだも柔軟にしておきましょう。

DRILL 01

解説

同じ人でも「しまり傾向」の時期と「ひらき傾向」の時期があるんです。

「股関節が硬いからもうだめだ〜」とか「私は柔らかいからもういいや」なんて考えてる人、あきらめや過信はいけません。骨盤は日々変化しているのです。

　骨盤は生理と排卵を軸に2週間かけて閉まる方向へ、そのあと2週間かけて開く方向へとコッソリ動いています。全身の骨もそれに連動して動いています。だから、どんな人にも「**内側に動きやすいしまり傾向さん**」時期と「**外側に動きやすいひらき傾向さん**」時期があるんです。しかも、1日の中でも変化しているんです。朝があって夜があるように、そしてクルマにアクセルとブレーキの両方が必要なのと同じように、骨盤も「閉まる」だけでなく「開く」こととセットになっていることが重要。うまく開けない人は、常にからだが緊張しているので、からだのあちこちに支障が出てきます。一方で、閉まりが悪い人は、からだの締まりもなくなってプヨ子に。同じ人でも開く時期と閉まる時期があり、1日の中でも変化していることを知って、「ひらく（ゆるめる）体操」と「しめる体操」二つの骨盤体操でからだをコントロールしましょう。両方あっての人気者、です！

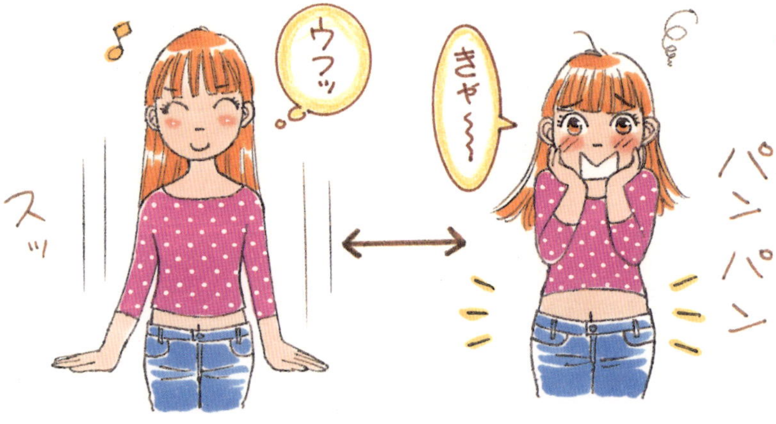

骨盤が閉まる時期には、お尻もキュッと締まってスッキリ！　おっぱいはキュッと小ぶりな感じ。

骨盤が開く時期には、いつものジーンズが入らないことも！　でもおっぱいは大きく張ってくるよ。

骨盤は

毎日：12時間かけて徐々に閉まり、朝のピークで目が覚めます。今度は夜に向かって徐々に開いて仙骨・尾骨が下がり、まぶたも連動して下垂。ピークで目が開けられなくなりおやすみタイムへ。

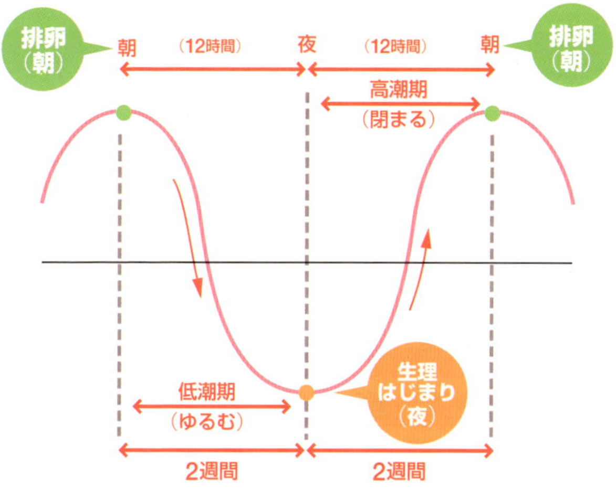

毎月：2週間かけて徐々に閉まり、ピークで排卵を迎え、2週間かけて徐々に開き、最大に開いたところで生理を迎えます。

骨盤の一日

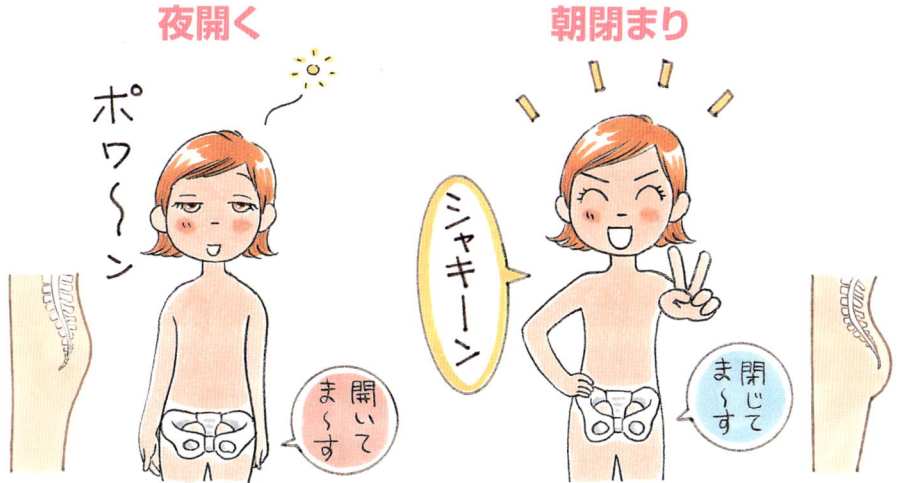

夜開く　　　朝閉まり

朝、骨盤が閉まると仙骨と尾骨がぐっと後ろに反り上がり、ベッドや布団にまっすぐ寝ていられなくなります。このからだのしくみを利用したのがJRや私鉄の宿直ベッド。時間がくると、腰のあたりにセットされた風船が自動的にふくらみ、仙骨と尾骨を持ち上げてからだを目覚めさせるんです。知ってた？

〝骨盤しなやか人気者人生〞を送るためにも、
歯磨きする感覚で骨盤を磨く「骨盤体操」をしよう。

足バイバイ運動

日々変化する骨盤タイプ。「今日の私はどんな骨盤なのか」を知りたい時は「足バイバイ運動」がオススメ。一発で今日の骨盤状態がわかっちゃいます。

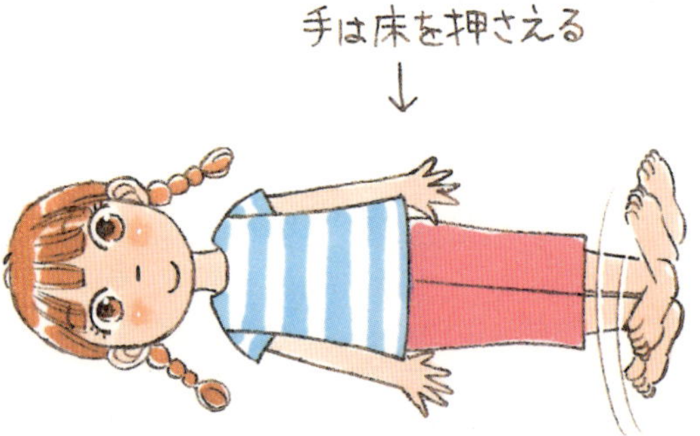

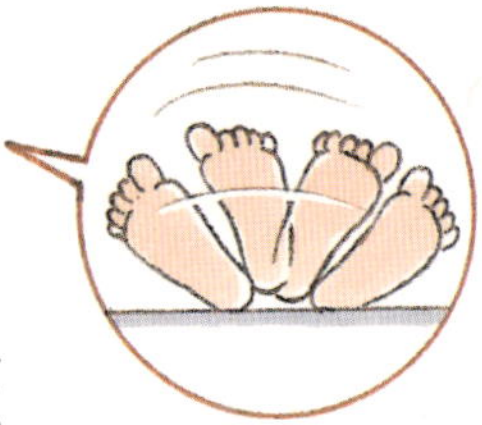

❶ごろんとなり、足を骨盤の幅に開く。
❷自然に足を伸ばし、からだの力を抜き、かかとを支点にして足先を振る。ちょうど足先がクルマのワイパーになっているようなイメージ。
❸足バイバイを10回ほどやったあと、静かに足を止め、そっと首を起こして足の状態を見てください。

✕

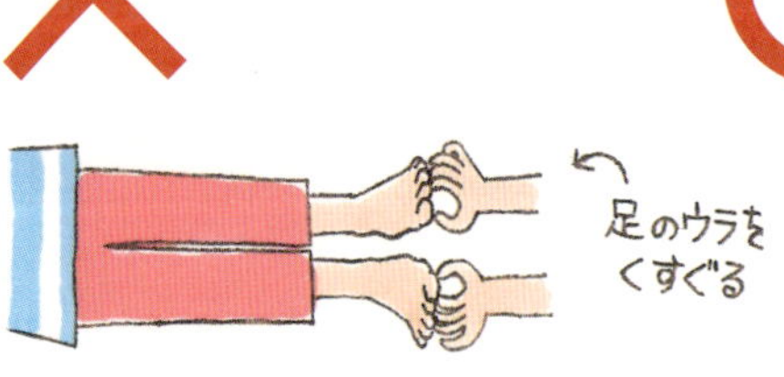

力が抜けない時はパートナーが足の裏をくすぐったりするとグー。

○

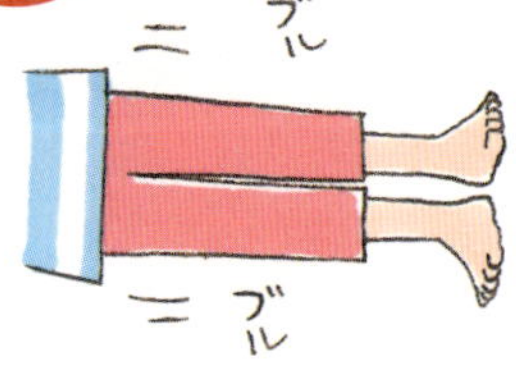

足バイバイ中に太モモまでブルブルすれば○。下半身の力が抜けた証拠です。

足バイバイ運動をしたあとの あなたの足はどれ?

だいたい下記の4パターンに分かれます。

❶かなり開いてる

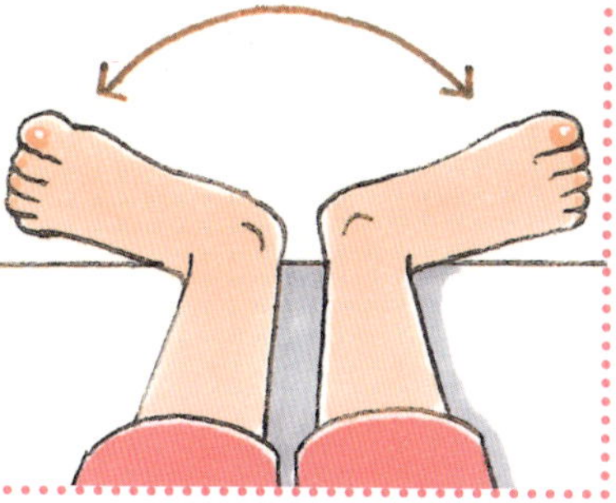

❷片方だけ開いていて
偏っている

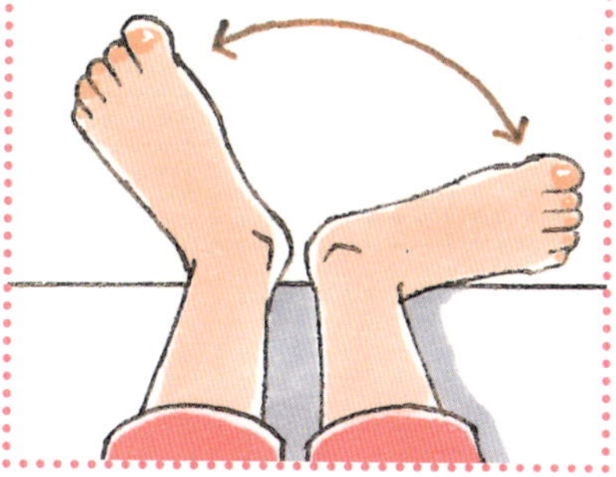

❸90度も開かない
(ほぼまっすぐ)

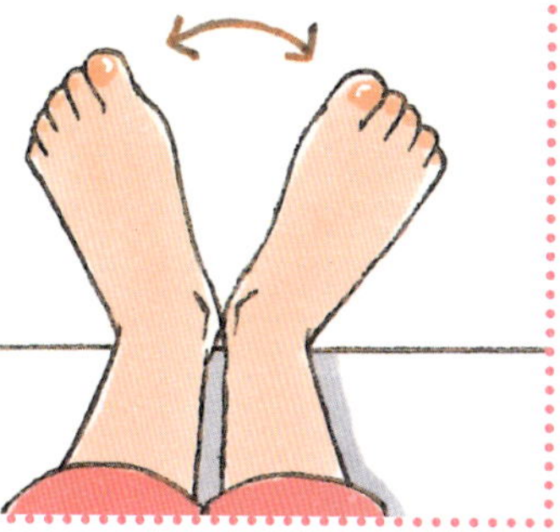

❹開きがちょうど
90度くらい

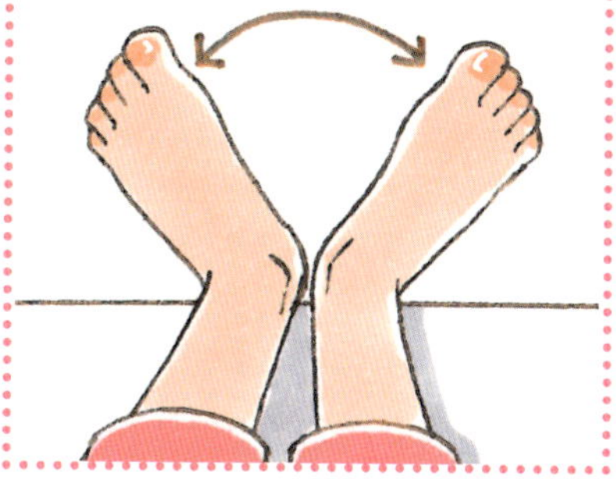

DRILL 02

解説

固まってる骨盤のまわりには、お肉が寄ってきます。動いてる骨盤のまわりからは、お肉が去っていきます！

手の指の関節に肉がつかないのは、ふだんよく動いているから。逆に、動きの悪い関節には容赦なく肉がついてしまうのです。骨盤は人体最大の関節。動かさなきゃ！

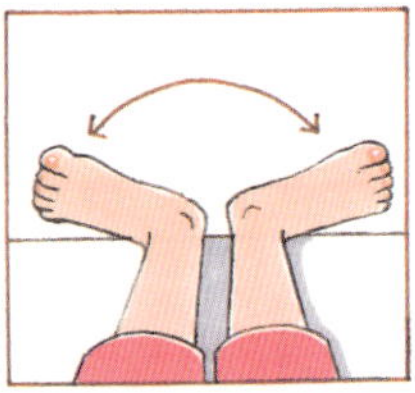

かなり開いてる人は「**ひらき傾向**」さん

このタイプの人は、体内の水分をうまく出せず腸内にためこんでしまう傾向があります。水がたまっていることで、下半身への血流が悪くなり、冷えの原因に。妊娠に必要な基礎体温（37度）になりにくく、不妊症になってしまうこともあるんです。冷えは女性の天敵！　また、骨盤が開いたまま運動をすると、むくんで水のたまったところにお肉がつき、ついにはお相撲さん体型に。どすこーい……！（しめる骨盤体操→ P.76）

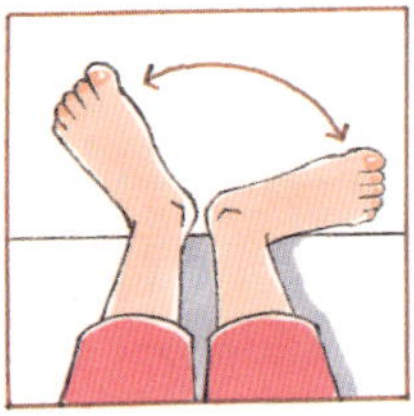

片方だけ開いていて偏っている人は「**かたより傾向**」さん

モモからヒザまではまっすぐなのに、開いている側のヒザから足首にかけてバナナみたいにカーブしていませんか。これはスネの内側の頸骨《けいこつ》と外側の腓骨《ひこつ》の力バランスが悪くて起こります。曲がっている分だけ足が短くなり「ズボンの左右の長さがちがう」なんてことに！　スネの内側は腎臓、脾臓《ひぞう》などを司るツボが通っている重要地帯。その上、全身の骨格までがその「曲がり」につき合わされ、からだ全体に不調をきたすことも。（歪み解消　課外授業→ P.67）

Point

毎日変化する骨盤タイプをノートにつけると、からだの癖が見えてくる！

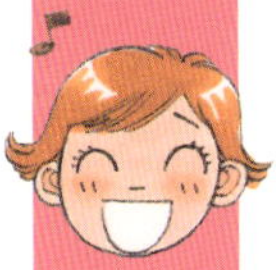

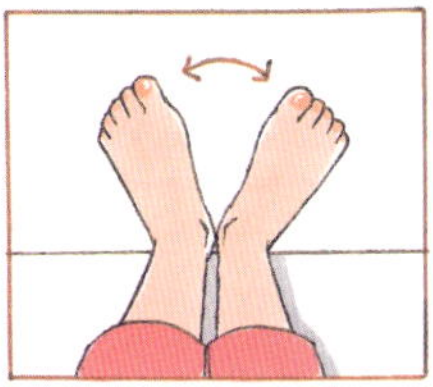

90度も開かないという人は「**しまり傾向**」さん

自然に骨盤が閉まろう（内側に動こう）とするタイプ。細身の人に多く、スネの外側は定規でひいたみたいにまっすぐ。一見「理想的！」とも思えるんですが、実はこのタイプの人は、横になってもからだにテンションがかかったまま。寝ていても疲れてしまうのです。また、この「閉まり」が極限までいくと「拒食症」「激やせ」や「死」に至ることも。閉まりすぎもよくないのです。それにあんまり細すぎも色っぽくないよね。（ひらく骨盤体操→ P.86）

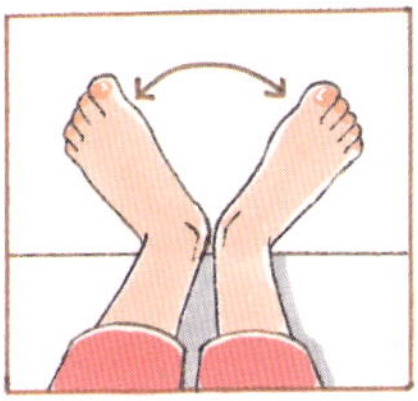

開きがちょうど90度くらいの人は「**ニュートラル**」さん

骨盤は開く閉まるどちらにもスムーズ。頭で考えたイメージ通りにからだが素直に動いてくれるので、新しいスポーツを始めても覚えが早いはず。突発的な動きにも反応できて、ケガが少なく故障しにくいのも特徴。足は甲高で、親指の首が太くしっかりしている人が多いですね。

閉まればいいってもんじゃない

タク先生の特別講習

いかがでしたか？　自分の足が想像以上に開いていてショックだった人もいるのでは？でもこれは「今日の自分」の状態なだけ。骨盤体操をキチンとマスターできれば、骨盤の開閉が自在にコントロールできてしまうのです。

最近「骨盤を閉めてダイエット」なんていうフレーズをよく耳にするんですが、それを聞くたびに「？？？」って思います。20ページでもお話ししたように、開く動きと閉まる動きが両方スムーズに行なわれることで、からだのバランスがよくなるんです。「閉めるだけ閉めてそのまま」では窮屈な箱に何時間も閉じ込められているようなもの。また、偏って歪んだ形で閉まっているのは「押しつぶされたティッシュ箱」に近い状態。つぶれた箱からティッシュが出にくいのと同じく、歪んだ骨盤からはウンチを始め、老廃物（おしっこ、生理の出血など）も出にくいのです。そしてそんな状態から出てきたものは臭い！　歪んだからだでは、いくら骨盤体操しても効果なし。まずは歪みをなおしましょう（歪み解消　課外授業→P．67）。

骨盤は「開いてるのがいい」とか「閉まっているのがいい」とかではなくて、開閉がスムーズであることが重要。そして、左右の骨盤が均等でなければ意味がないということ。この二つを是非覚えておいてくださいね！

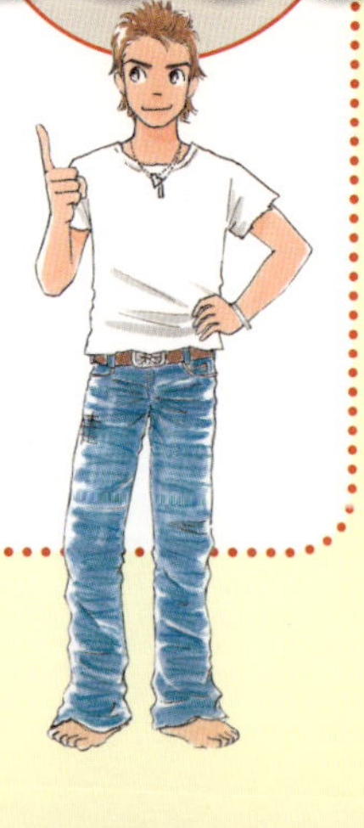

＋ 閉まりすぎると ＋

1 熟睡できない

常に仙骨と尾骨がとんがって後ろに飛び出しているので、床に寝るだけでからだに力が入る。寝つきが悪く、寝ながらマラソンをしているようなもので、朝起きると肩がこり疲れている。

2 イライラしやすい

からだが骨ばって女性らしさに欠ける上に、知らず知らずのうちに常に緊張しているのでイライラし、こころもギスギスしてくる。

3 いきすぎると……

閉まりすぎは食欲不振、拒食症などを引き起こし、限度を超えると「死」に至ることも。

＋ 「閉まる」と「開く」を自在にコントロールできると ＋

1 快眠

骨盤を自在にゆるめられると自然に骨盤が下垂し、睡眠モードになる。

2 快便

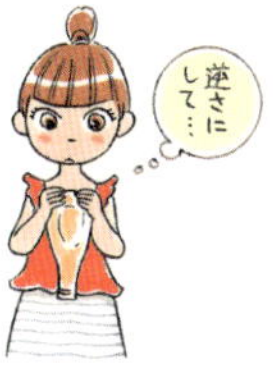

開いた状態で寝て、パチンコのチューリップ（ガンガン玉が入ってくるアレ）のように食べた物・飲んだ物を膀胱や直腸に下ろす→朝、骨盤をキュッと閉めれば中のものが心地よく出て、便秘なんておさらば！

3 お気楽妊娠

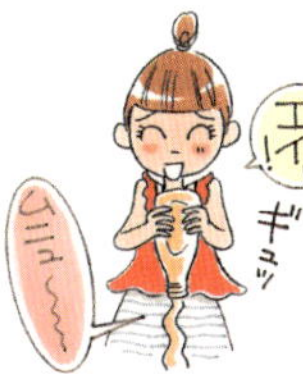

妊娠中はドンドン開いて「安定骨盤」を維持。出産したらキュキュッと閉めて元通り！　予定日をすぎても出てこなければコッソリ閉める体操をすればサクッと下りてきますよ。

まとめ ➤ 「閉まる」と「開く」、両方あって人気者

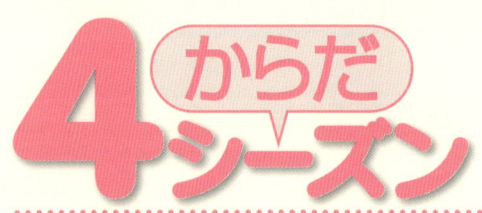

4からだシーズン

春 SPRING

＊春はエロくなる!?

　万物が芽吹く春。排卵・妊娠・出産が増えるのは、お花も人間もいっしょです。卵巣エネルギーの勢いに脳が引きずられるから、「ゆうべ不覚にも好きでもないオトコと……」なんてことも。でも本人、なぜそうなったかわからなかったりします。それは、脳でやっていないから。おばあさんの時代は５人６人平気で産んでいたことを考えると、妊娠率の低い今の女性の卵巣エネルギーは過剰ぎみ。しかもエネルギーが高まる春に、糖や炭水化物を取りすぎるとますますエネルギーは増大！　さらに運動せず、卵巣を支配しているエリアである鼠《そ》径《けい》部《ぶ》、つまり股関節が固まった状態では、排卵は順調にいかず、ホルモンや血の流れも滞ります。卵巣エネルギーはたまって淀《よど》み、腫《は》れたり炎症を起こして出血することも！　春にエロくなるのは、あまった卵巣エネルギーでからだが壊れるのを回避する防衛本能だったのです。

＊花粉症、春眠、ぎっくり腰

　春は肝臓のメンテナンスシーズン。いつもより過敏になっています。肝臓は科学物質や脂肪を分解してエネルギーに変えるストーブの働き。ちゃんと動かないとからだはひんやり、基礎代謝も落ちます。体内にサビがたまり粘膜炎症を起こし、さまざまなアレルギー症状が発症！　花粉症はその典型だと僕は観ています。春は、いかに肝臓に負担をかけずラクさせてあげるかが大切。毎日飲んでる１杯のワインが10倍の負担になるのが春、気をつけて。ところで肝臓の細胞は3カ月生きる長生きさん。年末年始に暴飲暴食すると、そのツケが春にだるさや腰痛、皮膚炎、便秘、眠さなどの症状として表れます。春に3カ月先の水着のためにダイエットするように、年末年始は春のために肝臓を大切にしましょう。

2 時限目

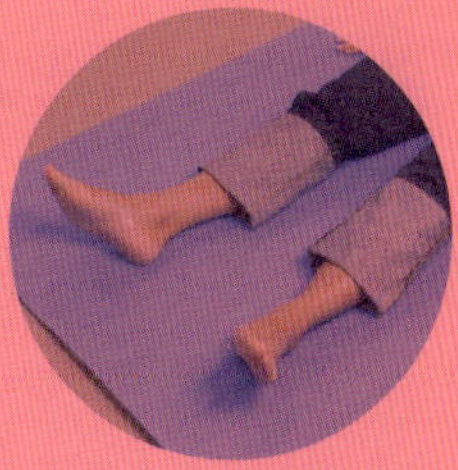

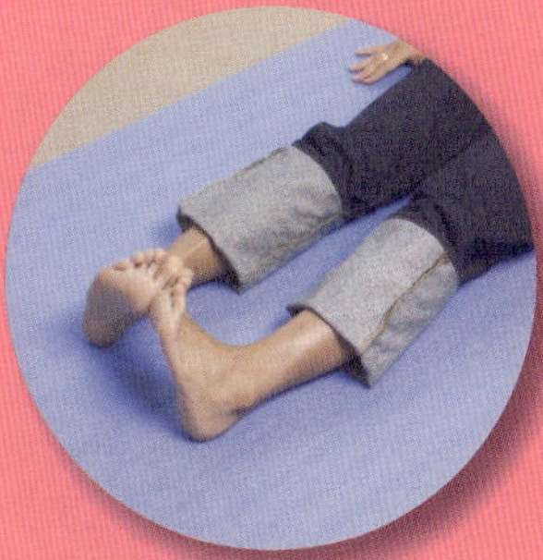

筋力、弱まってない?

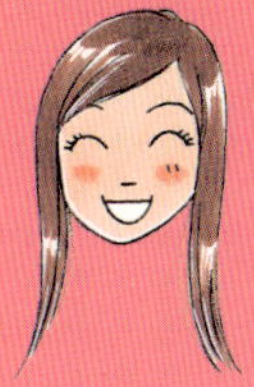

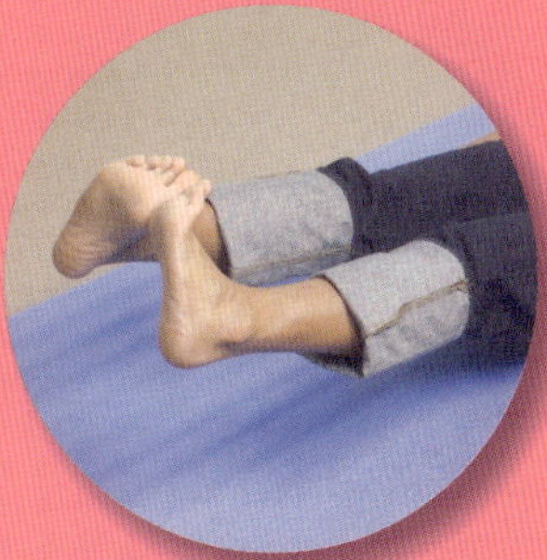

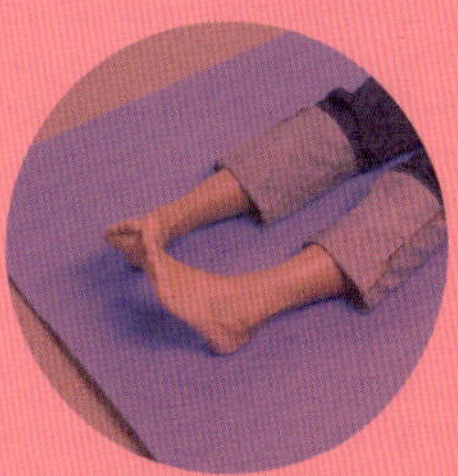

自分の骨盤の傾向を知ったら、
次はそこに備わっているモノの
ポテンシャル(能力)をチェック!
ここではからだを理想体型に保つ上でのキモとも言える
「内モモ力」を徹底解剖!
ここを鍛えれば生理や出産もスムーズ、メリットたっぷり。
普段の運動では鍛えにくい「内モモ力」をばっちり強化。
すらり足、上がったヒップを目指しましょう。

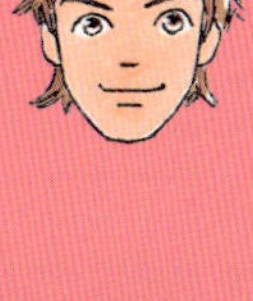

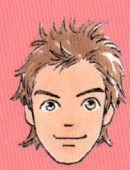

DRILL
03

内モモたるんでない?

親指離れないかチェック

「内モモ力」は腹筋や背筋のように測定しやすい筋力と違い、どのくらいたるんでいるのかわかりにくいもの。まずはこれ、内モモ筋(内転筋)一発診断法である「親指離れないかチェック」で内モモがどんな状態なのか調べてみましょう!

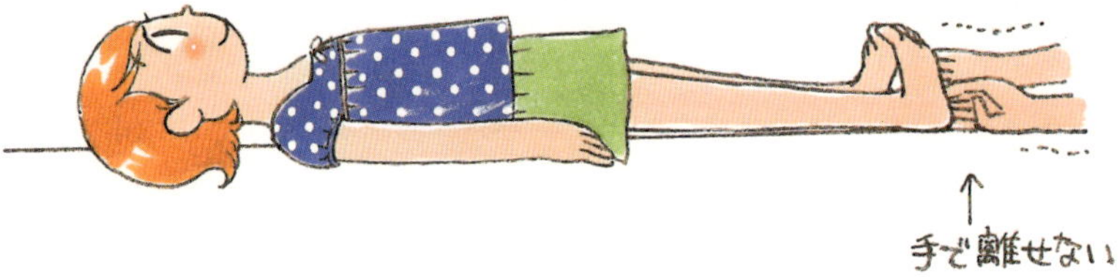

❶両足親指の拇《ぼ》指《し》丘《きゅう》を、何があっても離れないくらいにぎゅうっとくっつける。

❷パートナーに足先を軽く左右に引っ張ってもらう。親指が離れないよう全力で抵抗!

モモだるさんは、便秘や不妊で苦しむことに……

　実はこの姿勢は「しめる骨盤体操」の基本姿勢。内モモ力を鍛えることが「しめる体操のカギ」とも言えます。しめる体操をしてヒップラインをキュッと上げたいあなた！　今の「内モモ力」は何点だった？

100点　両手でも離れない

あなたは「内モモ引き締まり美人さん」です。かなり内モモ筋が発達していますね。ということは、骨盤を内側に引っ張る筋力もばっちりあるってこと。骨盤の開閉はスムーズ～♡

50点　片手なら離れない

もう一息！　ときどき骨盤の開閉がスムーズにいかなくなる時があるはず。ぎゅっと骨盤を閉められる内モモ筋を目指しましょう。（内モモ力を鍛える→ P.30 ～ 41）

0点　片手でもすぐ離れる

内モモ筋に力が入ってない＝股関節とからだの中心を支える腸腰筋《ちようようきん》も使えないということ。そのうち歩くことにすら支障が出てきます。モモはダルダル、骨盤も閉まらないから動きも鈍く、このままだと便秘や不妊などを引き起こすことも。（内モモ力を鍛える→ P.30 ～ 41）

DRILL 04

親指がっちんこ運動

骨盤体操をするために欠かせないのが「内モモ力」。これが発達していれば、女性にとって大事な子宮系の悩みや便秘も激減！　生理はおろか出産もラクラク！　となるのです。DRILL03で「内モモ力」がダルダルで、落ち込んでいるあなた！　ションボリしている場合ではありません。せっせと内モモ力を鍛えましょう。

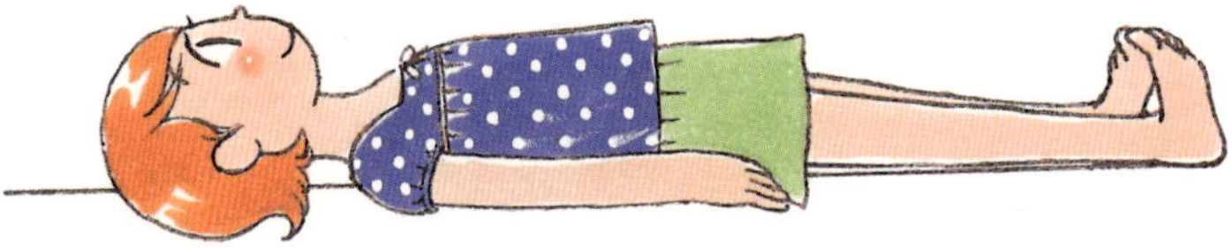

❶ 足をグウィーンと反らせる。

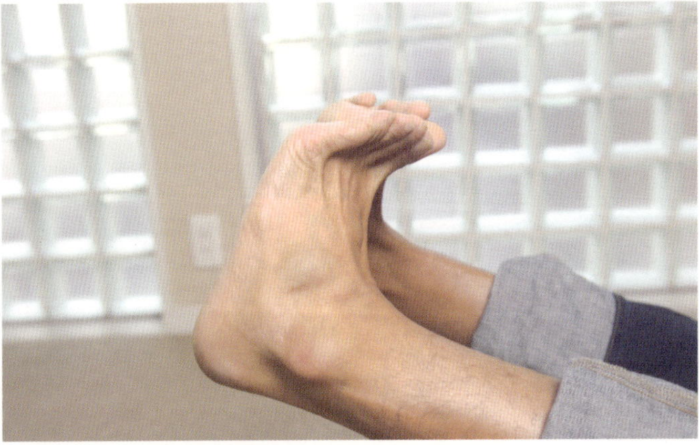

ポイントは「足の甲が直角になるように反らす」ことと、そのまま鉄棒にひっかけて逆さ吊りになっても落っこちないフックのように、シッカリ反らすこと。

拇指丘のぶつかる音が「ボコッ！　ボコッ！」と聞こえるくらいシッカリぶつけ合いましょう。指先だけしかぶつかってないといい音が出ませんよ。

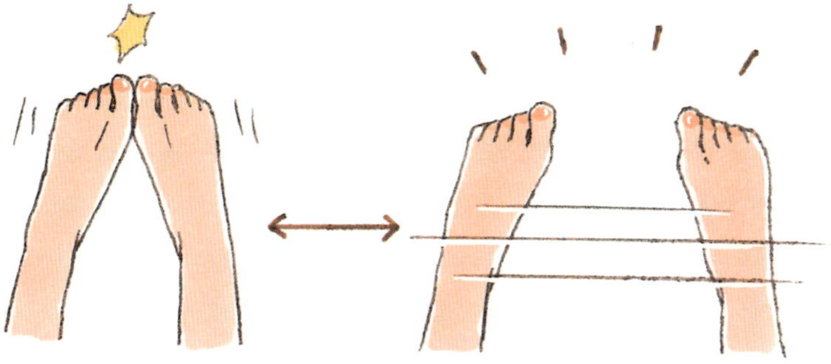

❷ 床から足を上げ、親指の付け根、拇指丘を「ガツガツ」ぶつける。

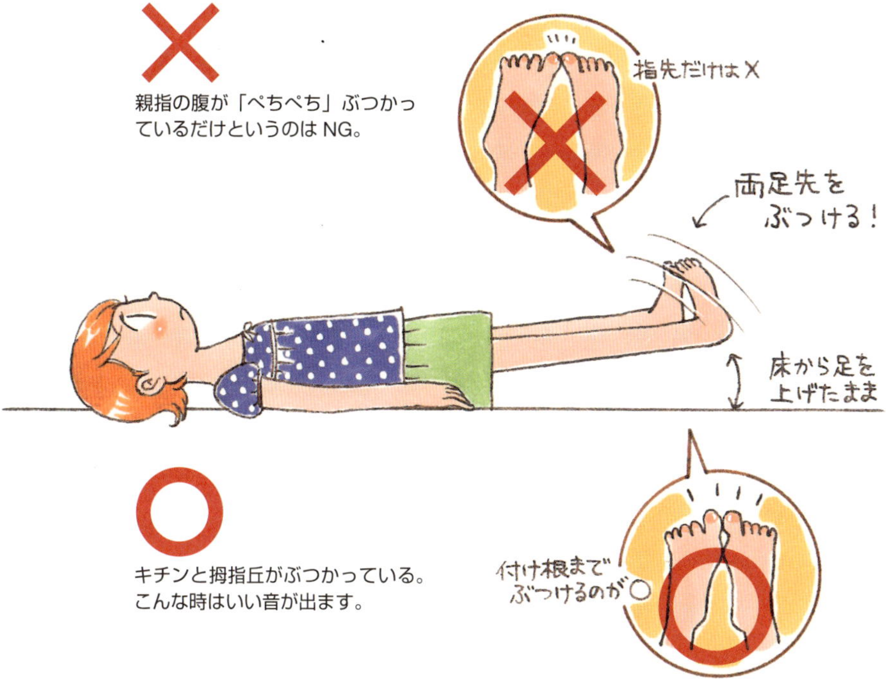
指先だけはX
両足先を
ぶつける！
床から足を
上げたまま
付け根まで
ぶつけるのが○

×
親指の腹が「ぺちぺち」ぶつかっているだけというのはNG。

○
キチンと拇指丘がぶつかっている。こんな時はいい音が出ます。

DRILL 04 解説

「いいオンナのツボ」とも言える「内モモ力」を鍛えましょう！

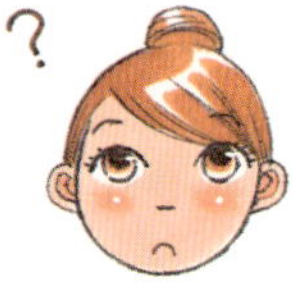

Q 内モモ筋を鍛えると筋肉がついて太くならない???

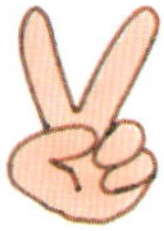

A 内モモ筋（内転筋）をいくら鍛えても表面に筋肉がつかない＝太くならないのでご安心を。太モモを太くする筋肉（大腿二頭筋や大腿四頭筋など）は外側についていて、内側にあるのは主に脂肪。脂肪は燃やせば燃やすだけ減るのです！「親指がっちんこ運動」は、日常的に動かしていない部分を運動させるので脂肪が燃える燃える！　つまり内モモ筋を鍛えれば、内モモのダルダルがスッキリし、外側の筋肉は引き締まり、足のラインがまっすぐになるというおまけつき！　やらなきゃ損、損。

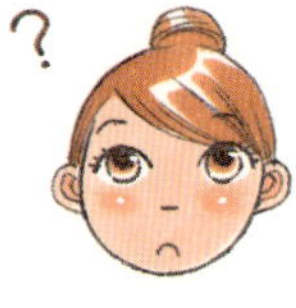

Q 何のためにやるんですか？

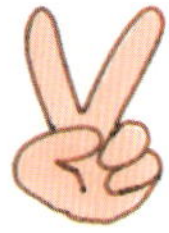

A ズバリ、あなたが「いいオンナ」になるためです！骨盤のいくつかの骨がバラバラにならないのはこの「内モモ力」のおかげ。内モモ力が鍛えられる→その上にある骨盤の開閉運動がスムーズに→体調がよくなる→何をやっても明るい気持ちでできる→うまくいく！　となるのです。

得 内モモ力アップで生理痛軽減、便秘解消、不妊にも効果ありなどいいことずくめ！

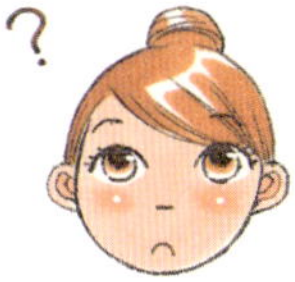

Q どれくらいの頻度でやればいいの？

A 基本は「やりたい時にやりたいだけ」と言いたいところですが、あえて言うなら「20セットを週2、3回」かな。お風呂上がりや、寝る前などにサクッとやってみて。こんな簡単な運動をするだけで、気づかない間に足がホッソリ、ラインがまっすぐになるんだから。「ひらき傾向」の人は内モモが締まり外モモについたいや～なお肉がとれ、「しまり傾向」の人は、ちょっと貧相だった足に適度な肉づきが生まれ、セクシーな足になってきます。

Point

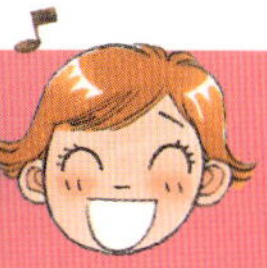

いかがでしたか？ 内モモ力がいかに大事かおわかりいただけました？？？ そしてこの「足の甲を反らして拇指丘をつける形」が実は骨盤体操の基本ポーズなのです。「いいオンナのツボ」とも言える内モモ力を鍛え、小股の切れ上がった人気者になっちゃいましょう！

DRILL 05

足裏拍手運動

DRILL04の「親指がっちんこ運動」がどうしてもうまくできないという人向けに、もう一つの内モモ力養成法がこの「足裏拍手運動」。キチンとできているかいないかを自分で判定しやすいので、是非やってみてください。

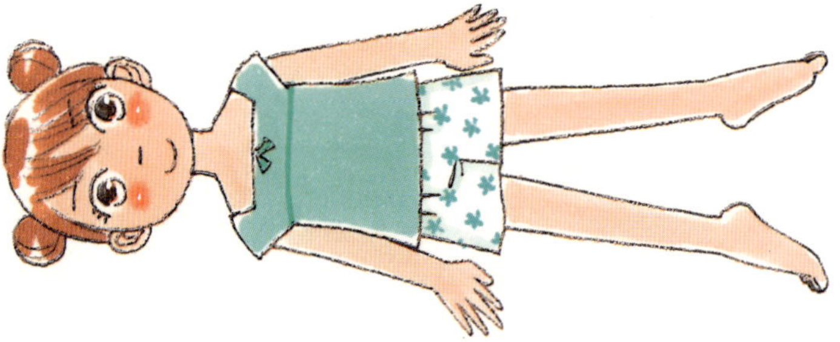

❶ ごろんと横になる。足の裏が向き合うように。

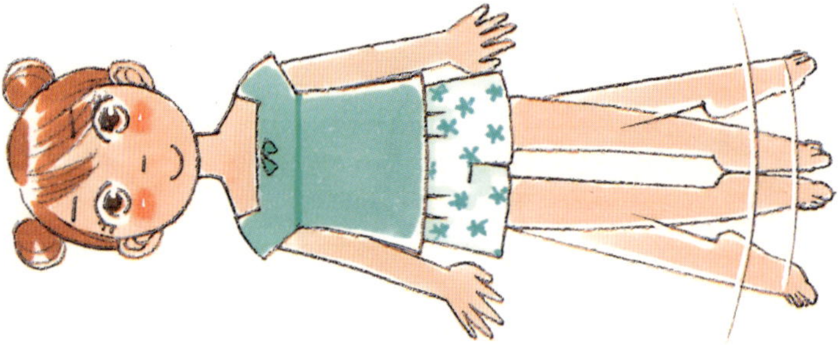

❷ 床から少し足を上げ、足の裏で拍手を20回する（ポイントはヒザが曲がらないこと）。

得

足のラインがまっすぐに。ひらき型の足はほっそり！しまり型の足はセクシーな肉づきに！しかもポッコリ出た下っ腹が締まる！

ヒザを曲げれば簡単にできるけど、それはNG。ヒザが曲がったままだと腸腰筋（股関節のいちばん深い部分の筋肉）が使われず、モモの外側にモッコリつく筋肉が全然落ちません。

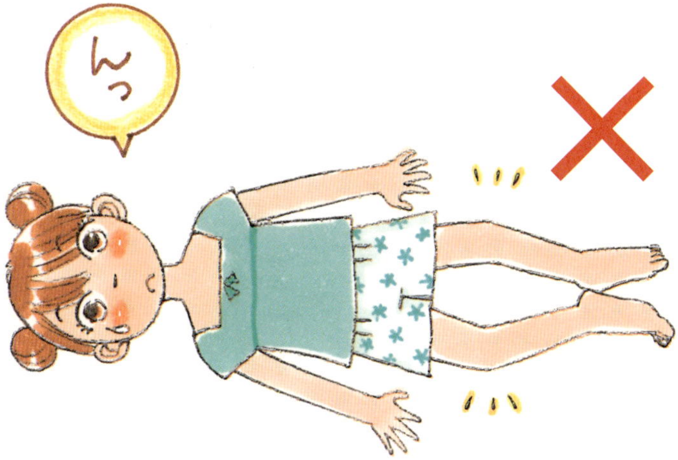

一生懸命やっても、ヒザが曲がってたら意味なし！

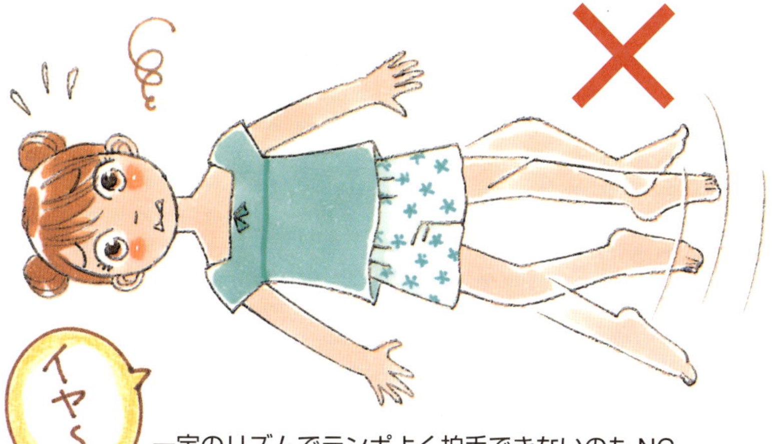

一定のリズムでテンポよく拍手できないのもNG。

DRILL 06

足の指まで血を回せ!

足指ニギニギ体操

全身にきちんと血が回っていないと内モモ力をうまく鍛えることができません。自分の足の親指をソッと触ってみてください。からだは寒くないのに指先がひんやりしていませんか？　血が回ってない冷たい指先だと、うまく歩けなかったり、いろいろな病気を引き起こすきっかけに！　簡単に全身の血の巡りがよくなるこの体操で、足先ポカポカになろう！

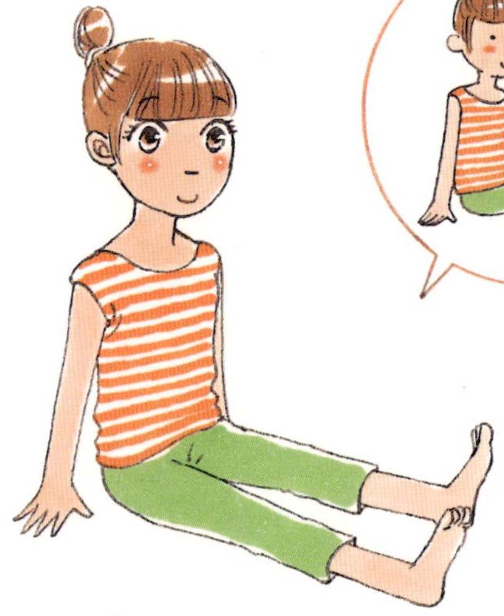

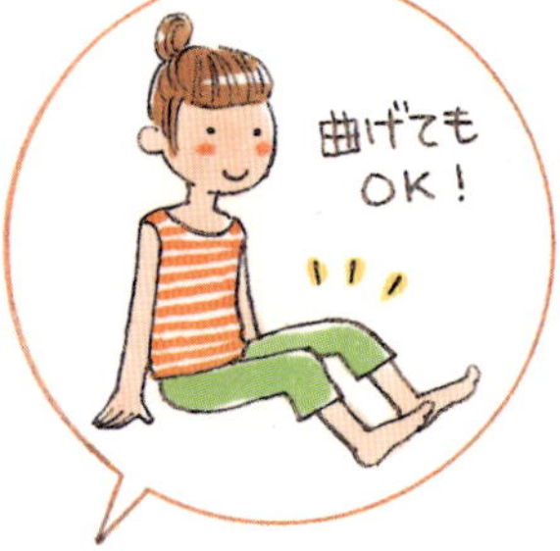

❶床に座り、足を骨盤の幅に開く。少しヒザを曲げて座ってもOK。

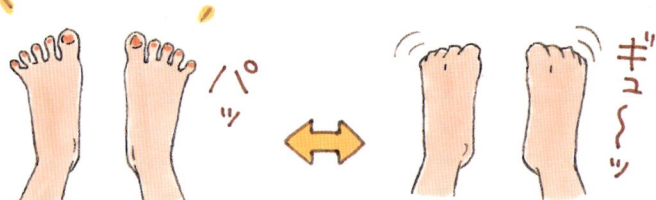

❷自分なりに足の指をグーパーグーパーしてみる。

❸今度は両手といっしょにニギニギ。手のスピードについてこれるかな？

得 **血行がよくなるだけじゃなく、左右差もなくなってくるよ！**

○ **両足ともほとんど同じ早さでできる**

ほぼ両足とも同じように動かせ、また足のすべての指が第一関節からキチンと曲がっているとバッチリ。

× **利き足だけ早くでき、片方は遅れてしまう**

どうしても片方が遅れてしまう（左右差がある）のはNG。

こんな人は

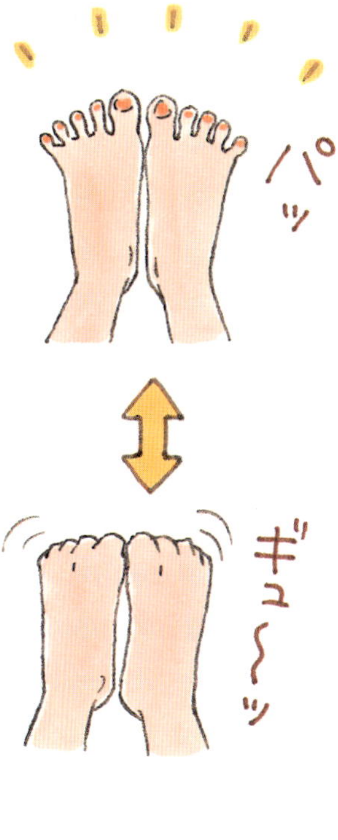

自在に操れる「無敵クン」足を、うまくいかない「遅れちゃん」足にぴったりくっつけてもう一度ニギニギしてみてください。今度は遅れずついていけるでしょ？　からだは「どうやればいいのか」のお手本に近づくと、それに引き上げられていくという不思議な仕組みがあるんです。さあ、もう一度トライ！

DRILL 06 解説

足先にまで血が回れば血行がよくなり、歩くために大切な筋肉も鍛えられる。

こんなにヨワヨワで全体重を支えている

人間の全体重は、足の裏の3点で支えられています。親指の下あたりの拇指丘、小指の下あたりの小指丘《しょうしきゅう》、そしてかかと。カメラの三脚などのバランスと同じなんですね。ところが指先まで血液が回っていないと、この3点で踏ん張ることができないんです。しかも現代人は巻き爪、外反拇趾などなどで、3点バランスがくずれっぱなし。その状態で二足歩行を続けていると、その偏りがからだの歪みとなって、大切な内モモ筋が弱り、骨盤の開閉もうまくいかないということに！　こうなると膀胱や子宮がシマリのない状態に。おばあちゃん世代に比べて婦人科系疾患、尿モレなどの泌尿器科系疾患で苦しむ人が激増しているのも当然なんです。

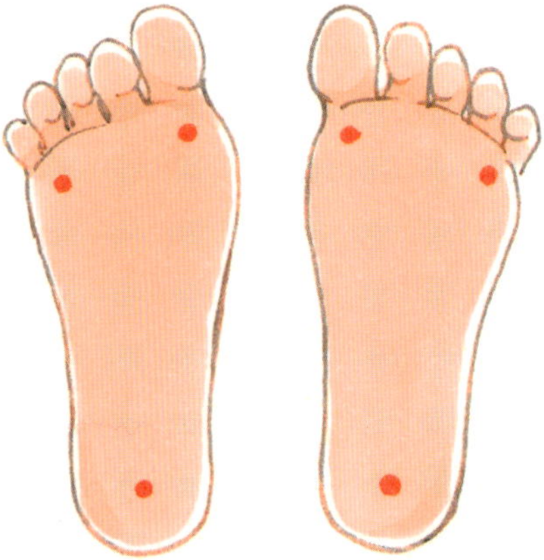

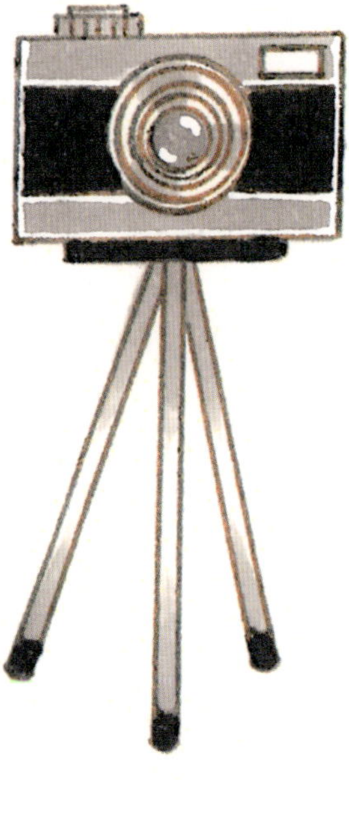

足指ニギニギ体操をしているうちに内くるぶしの上が痛くなる人は

くるぶしの内側には婦人科系のツボがあります。「三陰交《さんいんこう》」といって不妊の人や冷え性の人に有効なツボがここ。ここが痛いということは、普段から足先に血液が回っておらず、足の内側のじん帯が弱り三陰交が機能していない証拠。こうなると、お灸をしようが何をしようが体調はよくなりません……。今日からニギニギして血液を回そう！

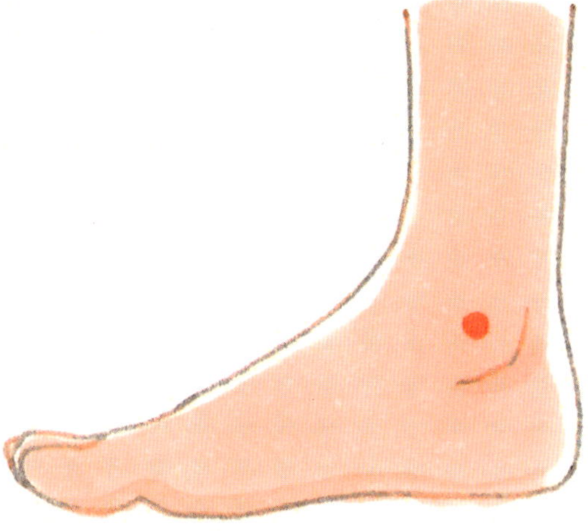

Point

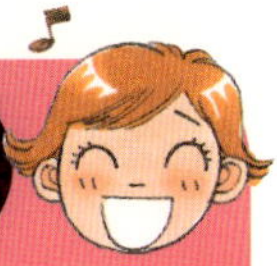

足指ニギニギ体操は「左右同じ速さでできること」と「手と同じくらいの速さでできること」を目標にがんばってみてくださいね。

DRILL 07

親指ぷっくり筋体操

足の裏で大地をつかもう

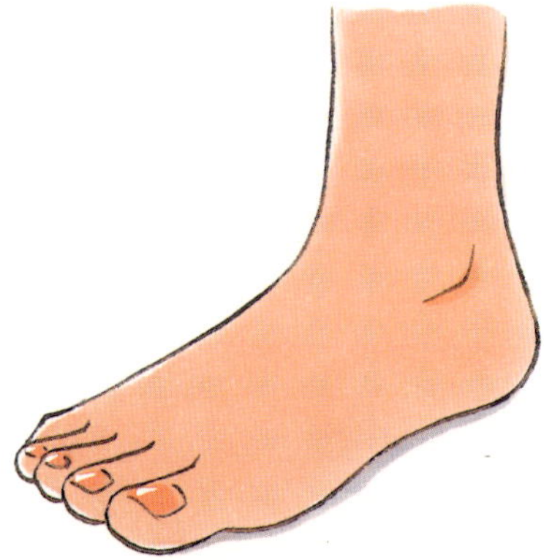

❶ まっすぐ立つ。

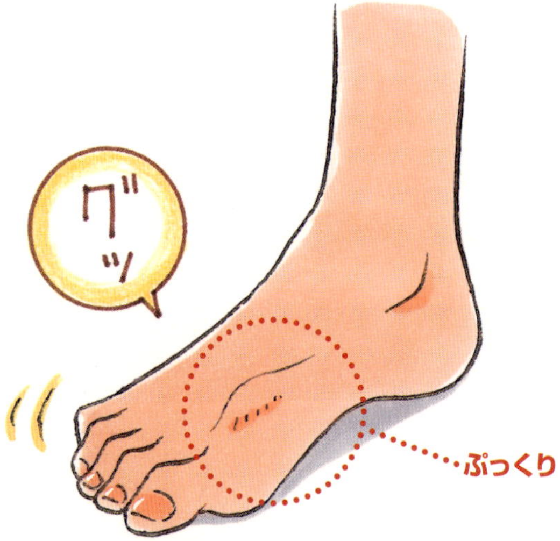

❷ 足で地面をつかむように「ぐっ」とにぎる。

得
今まで滑り止めの役割をさせられていた「拇指丘（外反拇趾）」は解消、「ウオの目・タコ」などの角質はなくなり足裏ツルツルに！

手の親指と人さし指の間に力を入れるとプックリおいしそうな筋肉ができますよね。これを足で作っちゃおうという体操なのです。この「プックリ筋」が足でできると、歩くのに大切な「足の甲のアーチ」が自然にできてきます。ポイントは足の裏でしっかり大地をつかめるように力を入れること。そのまま電車に揺られても大丈夫なくらいしっかりとね。ちゃんと、プックリ筋が出てるかな？

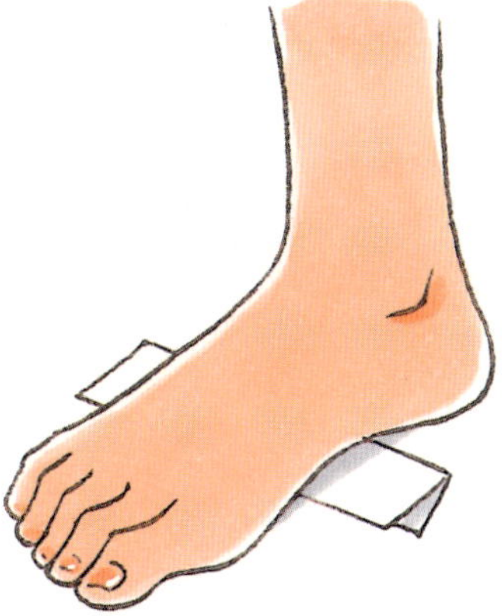

きっちりできていれば「土踏まず」部分に紙がスッと通せるスキマが生まれているはず。

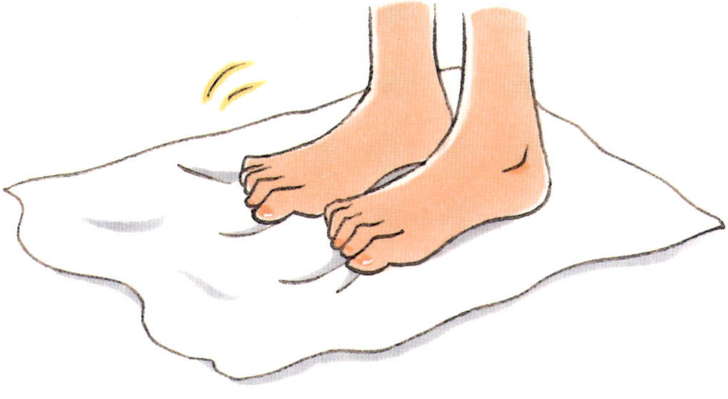

うまくできない人は足指ニギニギしながらバスタオルをたぐりよせる練習をすると、感覚がだんだんわかってくるよ！

DRILL 07 解説

プックリ筋を使ってしっかり地面をつかみながら歩けば 足のすみずみまでキレイになります！

この状態で 前に進めるようになろう！

足指で地面をぐっとつかむ。言いかえれば、地面の上で足指ニギニギ運動をする。それだけで前に進んでいけるようになれば、あなたの足は正しいバランスと力を取り戻したということ。目指せ、じりじり前進。

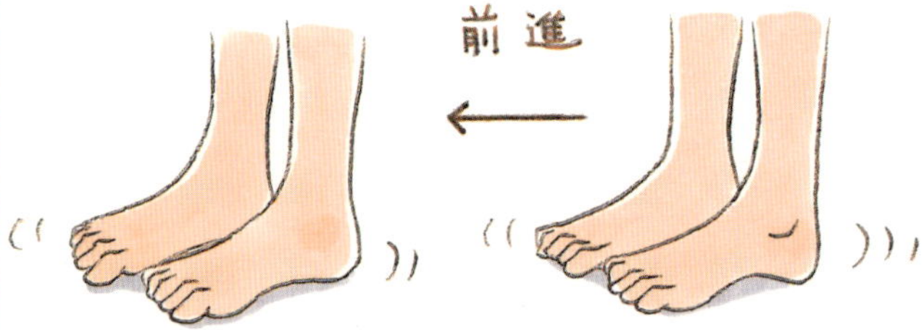

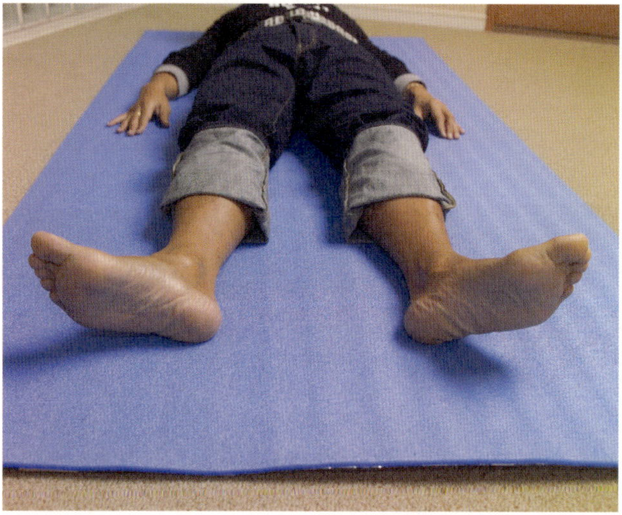

足裏に無理な力が入らなくなったら、あなたも足裏美人さん。

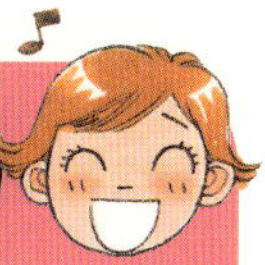

Point

足の親指の大切さ、おわかりいただけたかな？　とにかく足の親指の持っている力を復活させること！　そのためにはＤＲＩＬＬ06でやった「足指ニギニギ体操」と、この「親指ぷっくり筋体操」をマスターしてくださいね。足の親指をシッカリ使えるようになると、まっすぐ立つことができるようになり、背骨から首の骨までがキチンとした位置に戻ります。つまり、全身の歪みをなおしてくれるという特典つき！　がんばりましょう！

ゲタさいこ〜！

ゲタは鼻緒《はなお》だけで引っかかっているので、足を浮かせた瞬間に板をつかもうと「グッ」と足指に力が入ります。つまり知らず知らずのうちにプックリ筋が鍛えられてしまうのだ！　僕はちなみにいつも治療院ではゲタ生活。みなさんも是非お試しあれ。

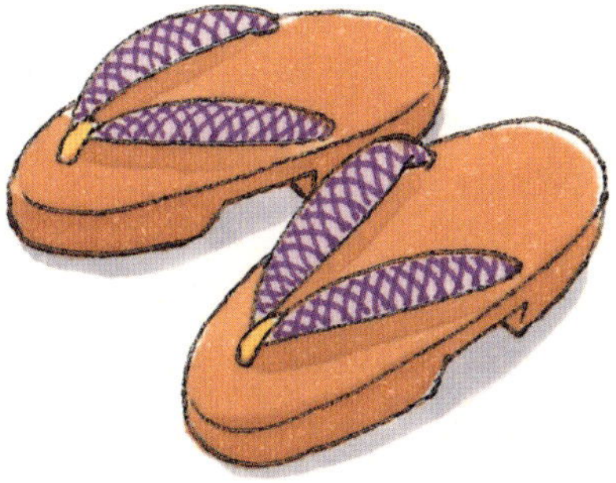

ミュール最悪！

ミュールやサンダルは自然にかかとが上がるように角度がついているので、それに頼って歩いてしまいます。そうすると全体重が足の親指の爪の付け根にかかっちゃって巻き爪などを引き起こすことも。できることなら世の中のミュールを全部隠しちゃいたいくらいです。

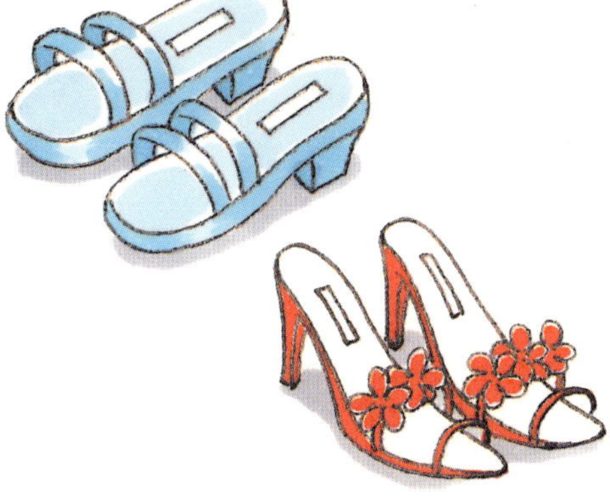

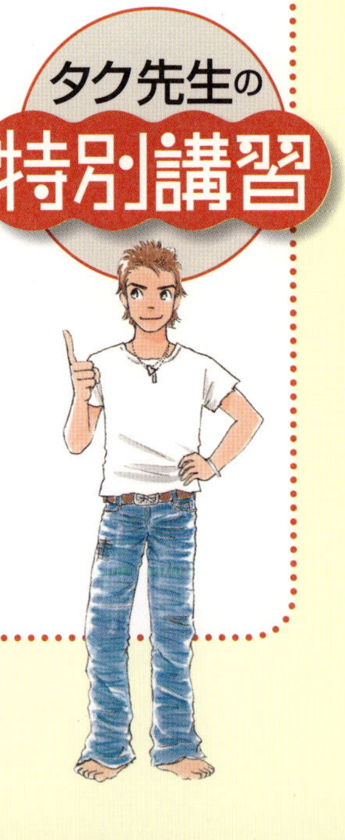

骨盤って何？

骨盤は爪や歯などと違って自分の目で見ることができないので、ちょっととらえにくいかもしれません。骨盤とは「ヒップを形成している、おへその裏にある三つの骨」のこと。「盤」という字が使われているので「平らなもの」を想像してしまうかもしれませんが、骨盤は「三つの骨（仙骨と二枚の腸骨）が下腹内臓器（膀胱、大腸、子宮など）をクルリと囲むように立体的な形になっているもの」なのです。肺がアバラ骨で守られているように下腹部の内臓器は骨盤で守られているんです。

正面　横

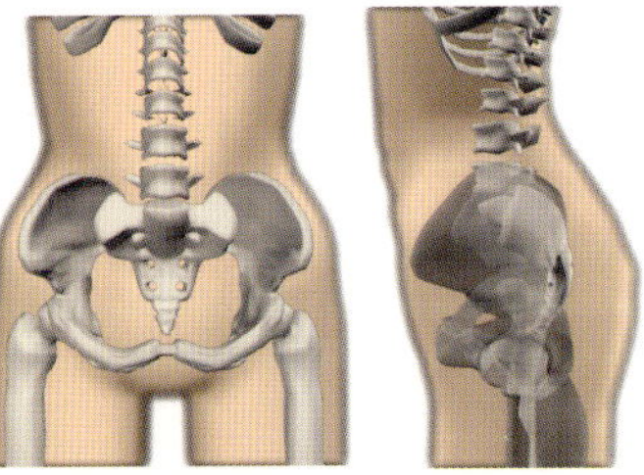

骨盤が閉まる

腸骨が背中側に持ち上がり、骨盤内スペースが狭まります。背骨がきれいなS字に湾曲し、仙骨の出っ張った部分が張り出します。ここが床に当たって寝ていられなくなるので、自然に目が覚めます。夜、広がった大腸や膀胱にたまった排泄物が、骨盤内スペースが狭くなることで押し出されます。

正面　横

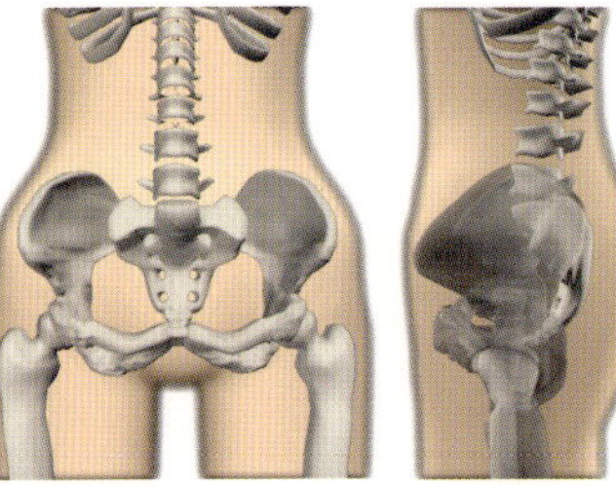

骨盤が開く

腸骨が下垂し、恥骨結合が前にせり出します。野球のフライを捕るときの両手のような状態になり、骨盤内スペースが広がります。抱え込まれた内臓がのびのびするのはそのせい。背骨の湾曲角度がゆるやかになり、おしりもぺったんこ。まぶたも下に下がって、睡魔に勝てないときの骨盤です。

骨盤は、からだの中心にあります。詳しく見てみると、

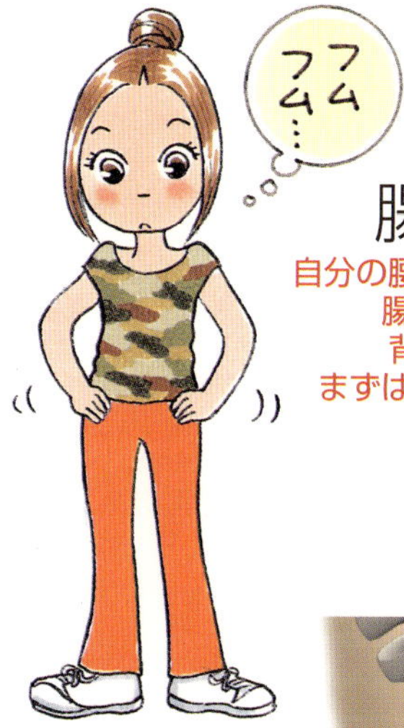

腸骨CHECK

自分の腰に手を当てて触ってみよう！
腸骨の前側はどんな形？
背中に向かってはどう？
まずは自分のからだを知ることが
大事なのです！

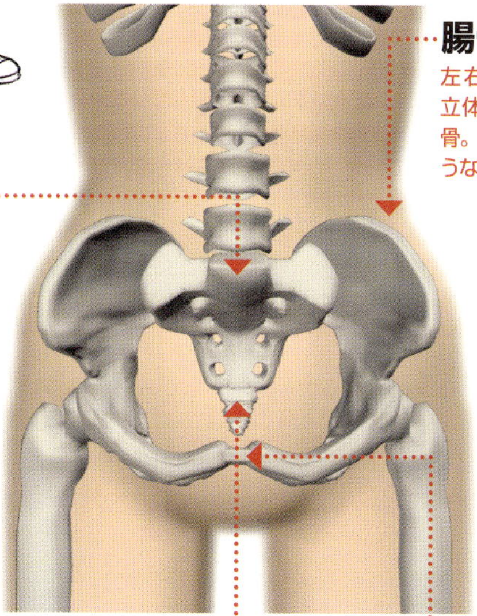

腸骨

左右にあり、おしりの立体感をつくっている骨。ゾウさんの耳のような形をしています。

仙骨

腸骨の結合部にある骨。腸骨とは「滑面関節《かつめんかんせつ》」といって面と面がこすれあうようにして接続しています。この「接続部分のすべりのよさ」が骨盤のしなやかさを決定する上で重要なのです。また、滑りが悪いと、骨が直接、衝撃を受け、椎間板がつぶれたりなんてことも。

尾骨

仙骨の先端についている、「人のしっぽ」。

恥骨

腸骨の前結合部にある小さい骨。ちょうど、大人のアンダーヘアで覆われている大事な部分。

4からだシーズン 夏 SUMMER

＊冷房による冷え

女の人が頭モードになってしまう理由の一つが「下半身の冷え」。具体的には「血が下りられない状態になっている」のです。人間は胃や大腸からスポンジのように水を吸収して全身にまわして冷却します。ところがこのスポンジ力が低下すると、腸内に吸収されない水が残ってしまう。腸は貯水タンク状態で水をためこみ、頭は血をためこみます。つまり、下半身は冷えて頭はボーッとのぼせている状態ですね。これぞ、ザ・頭モード。漢方では上実下虚《じようじつかきよ》という、頭がのぼせて足が冷えている状態を表す言葉があります。上は充実してても下は虚しい……恐ろしい字面ですね。下半身が虚しい時には生理も不順。もちろん妊娠なんかしません。夏こそ「冷え」には注意して。

＊しょぼい夏の生理は「しめる骨盤体操」で解消

夏場、冷房の強いオフィスで長時間仕事をしていると、先ほど言ったように上半身は血が下りずにのぼせて、下半身は半冷凍人間状態。もちろん、生理も「開始がチョロチョロ」だったり「しょぼい終わり方」だったりなんてことが夏の２、３カ月続いちゃうわけです。治療院でもこの時期「生理がしょぼい！」っていう悩みをよく聞きます。こんな時、しめる骨盤体操（P.76）をやって、腰湯（P.99）をして血の巡りをよくしてあげれば、いまいち始まりがしょぼかった生理も、３日目くらいからドバッときて快調になります。

3時限目

からだの力を完全に抜いて

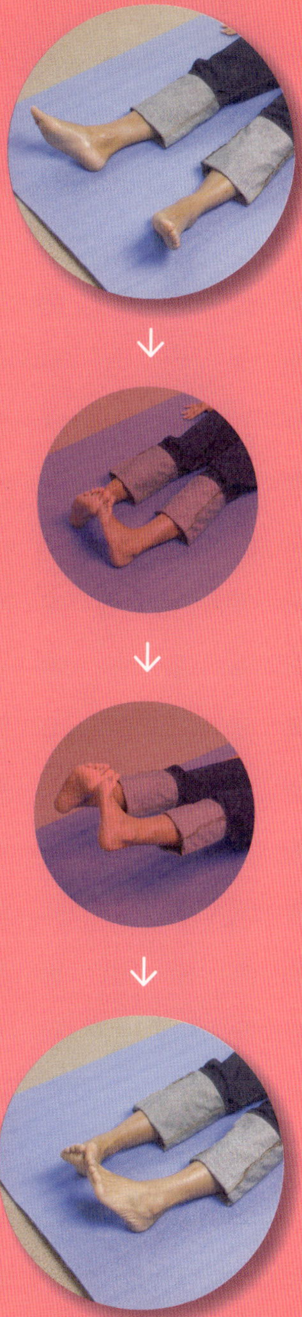

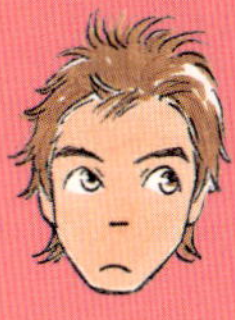

「脱力」はリラックスするためだけではありません。
脱力することで留まっていた血流がよくなり、
お肌がほんのりピンク色でプルプルに!
日々の仕事に追われ、
気づかないうちにからだや顔は緊張しています。
それが原因のシワもとれ、
「脱力」だけで３歳若返ることまちがいなし!
「最近老けたんじゃない?」なんて言われ、
ショックを受けているあなた!
簡単に緊張をとる方法、教えます!

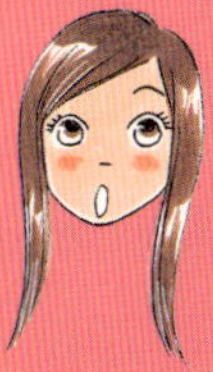

腰フリフリ運動

骨盤タイプ診断で行なった「足バイバイ運動（P.22)」は、実は足先の力を抜くドリルでもありました。今度は下半身全体の緊張をスルリと抜いちゃいましょう。別名「深夜の通販番組でもおなじみ！　金魚運動」。これをやるとからだの（特に下半身の）力が抜け、自然な状態が表れてくるんです。からだの緊張をほぐすのが苦手な方、こり固まったからだを「解凍」してあげましょう。

カチコチのからだを解凍しちゃおう

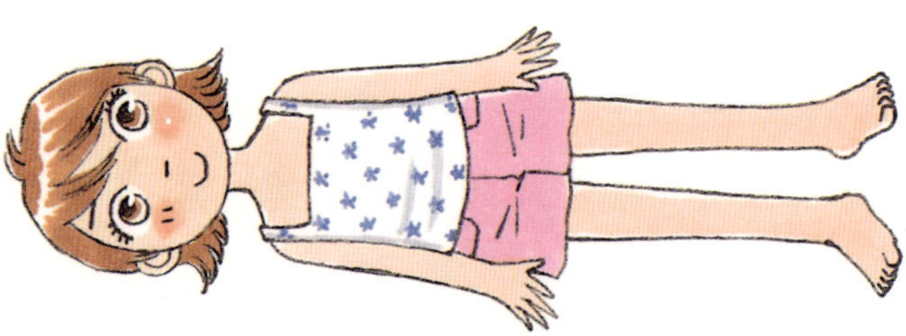

❶ ゴロンと寝ます。

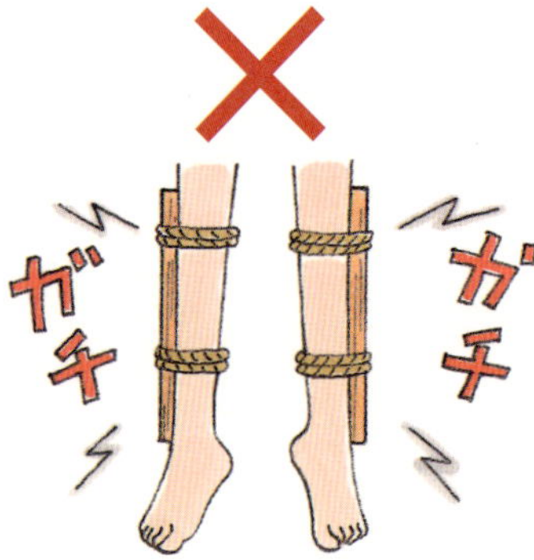

どうしても力が抜けずにガチガチぎこちないのはNG!
特にしまり傾向の人は、なかなかうまく力が抜けません。うまくできない時のお助けレシピは P.54へレッツゴー！

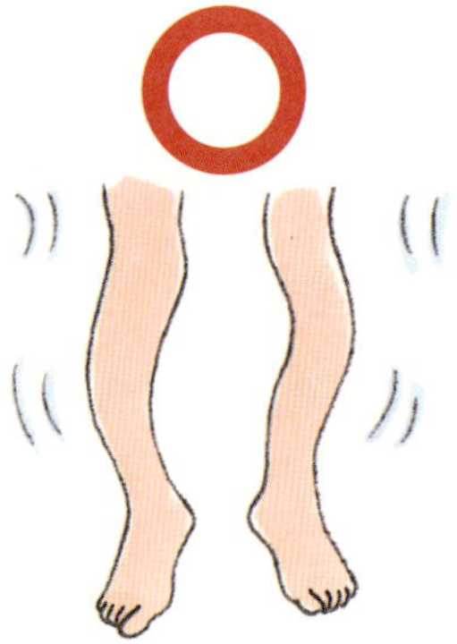

腰フリフリで足先が自然にバイバイできると、下半身の力が抜けたと判断できます。OK!

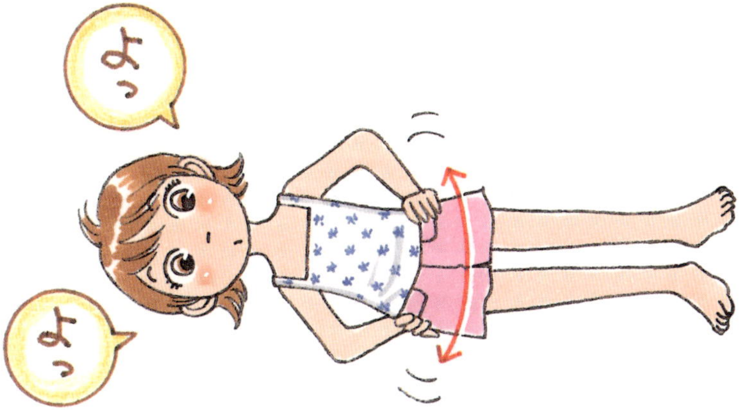

❷ 腰から下をゆっさゆっさとゆらします。

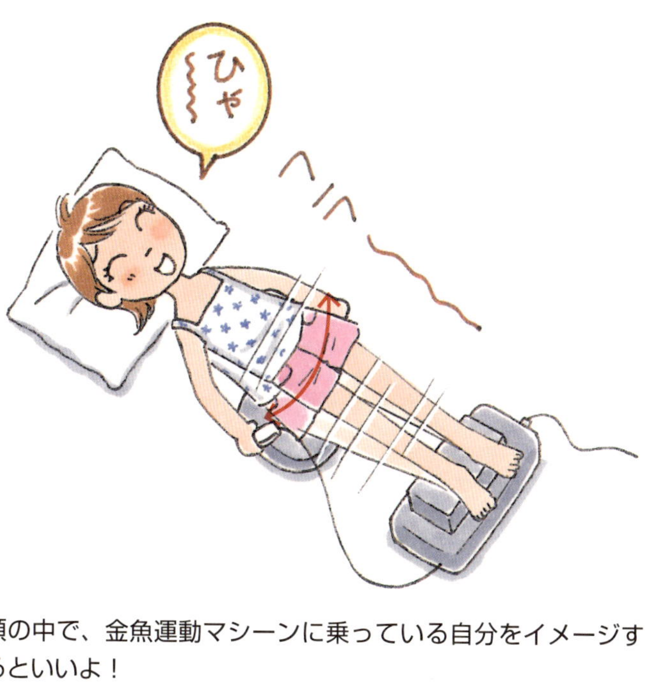

頭の中で、金魚運動マシーンに乗っている自分をイメージするといいよ！

キチンと脱力していないと鉄のパンツをはいてるがごとく、刺激を与えても骨盤はピクリとも動きません！

脱力しないと意味がない

骨盤体操（P.75～90）では、かかとを落とすことでからだに刺激を与え、骨盤を閉まる（または開く）方向に動かすわけですが、からだが緊張していてはせっかく刺激を与えても鉄のパンツをはいているかのごとく、骨盤は動かないのです。

からだの自然な状態が表れる

腰フリフリ運動をすると、からだが時計の針のようにまわってしまう人。そんなあなたはからだに「左右差」があります。「片方の靴のかかとだけが減る」「スカートが知らない間に回っている」などもこの「左右差」が原因です。どちらのかかとが減っているか、どちら側にスカートが回るかなど、注意してチェックしてみてください。自分の「左右差」が見えてきます。（歪み解消　課外授業→P.67）

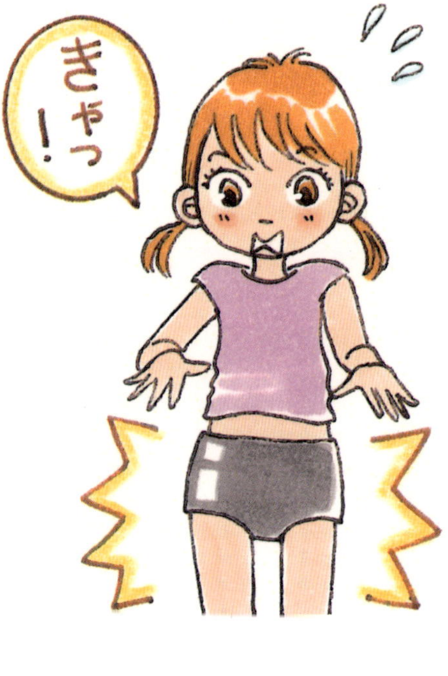

からだの自然な表情には
こんなものがあるよ

いつの間にかスカートが
ぐるーんと回っている……

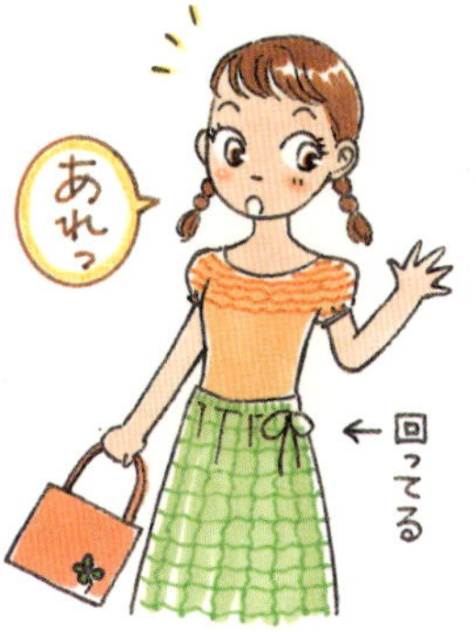

寝ているうちに片方の
骨盤が開こうと動いて、
ナチュラル足四の字固め！

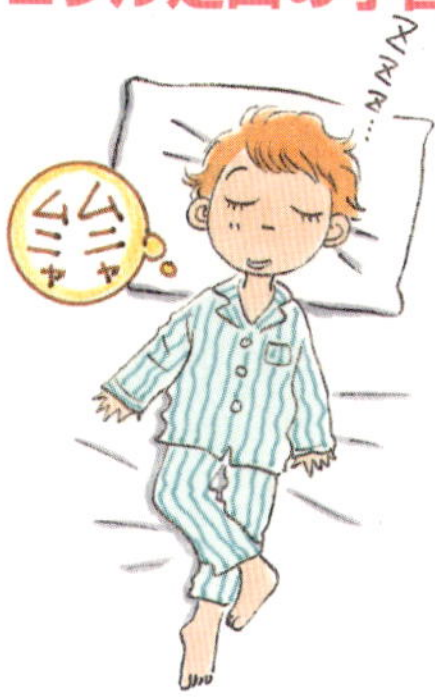

靴のかかと、片減り

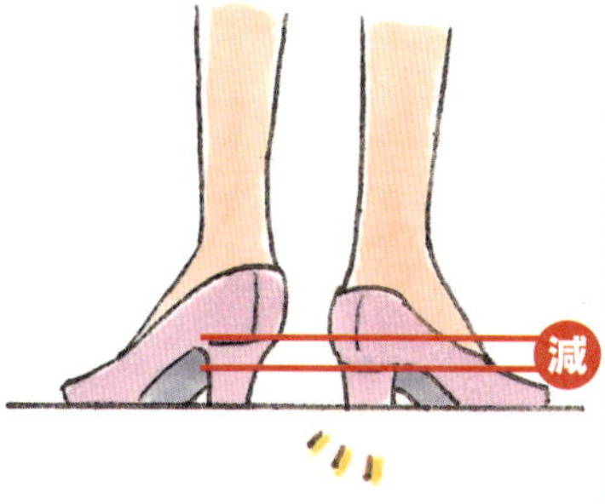

パンツのすその長さが
左右で違う

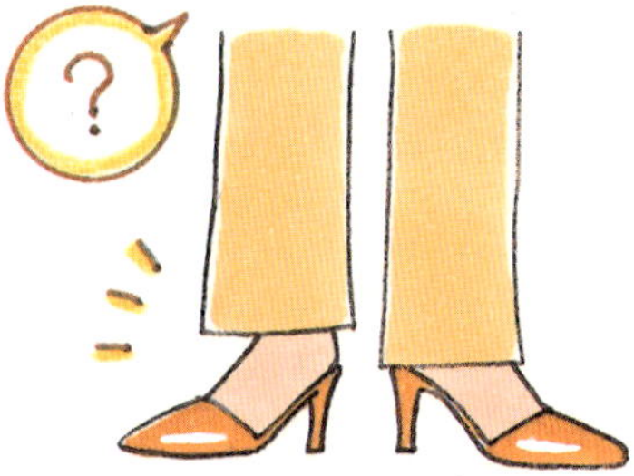

DRILL 08 解説

うまく脱力できない時のお助けレシピ集。

水平なフロアに寝ると仙骨と尾骨があたって、からだが緊張、力がなかなか抜けない。そんな時のお助けレシピです。

「からだモード体操」から始めてみる

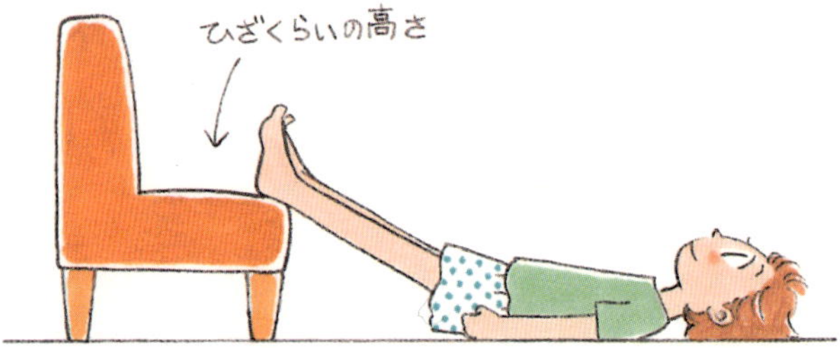

ソファや椅子に足をのせたり、かかとの下に座布団を敷いたりして足を上げるといい具合に力が抜けます。パートナーが両足先を持って高く上げてみても GOOD。

足バイバイ運動とセットでやってみる

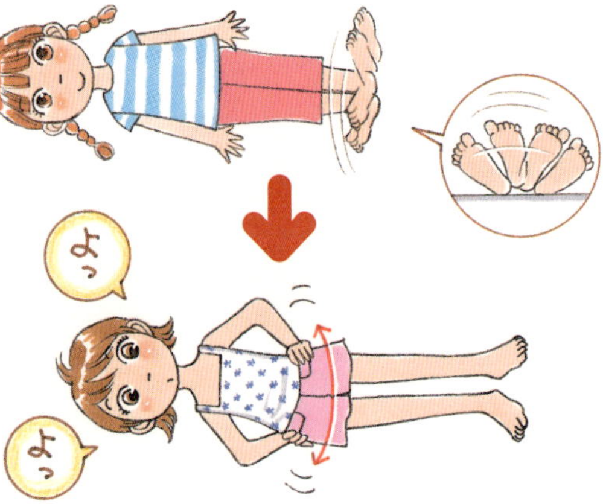

まず「足バイバイ運動（P.22）」をやってみてください。足バイバイが自然にできるようになったら、腰フリフリへ。自然とうまくいきますよ。

パートナーが横から腰をゆっさゆっさゆすってあげる。

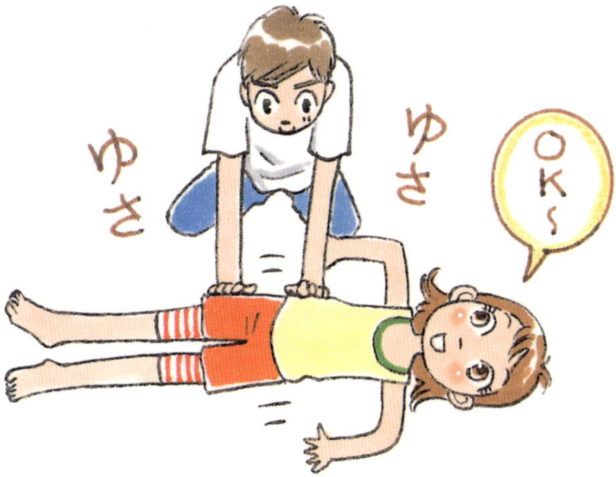

家族や友だちに、横から腰をゆすってもらいましょう。

腰フリフリ運動を口で誘導

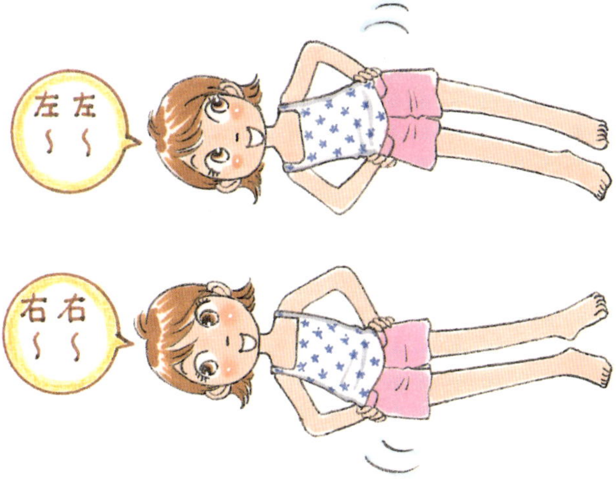

「左・左（右・右）～」と言いながら一方向だけに意識を集中して腰を床に押しつけるようにして。声に出して言うことが大事！ 反動で反対側にも自然に動きます。

DRILL 09

ニュートンの法則に従え

「落とす」感覚をGET！

この「かかとを落とす」という行為が、実は骨盤体操の重要なカギとなります。子どもの頃、「脚気《かつけ》のテスト」をやりませんでしたか。ヒザのお皿をたたくとぴょーんと足が跳ね上がる、あれは脳神経の反射運動で、刺激により無意識に動いた結果です。かかとを落とすのは、ヒザのお皿をたたくのと同じ意味。床に「ドスン」の刺激で、骨盤と脳に神経反射がおき骨盤が勝手に動きだします。

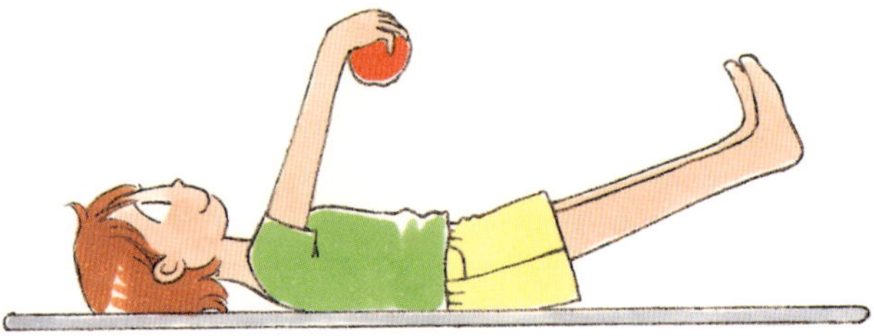

❶厚さ5ミリくらいのマットの上にごろんと寝ます。足バイバイ運動（P.22）、腰フリフリ運動（P.50）で下半身の力を抜いたあと、かかとを30cmくらい持ち上げて。

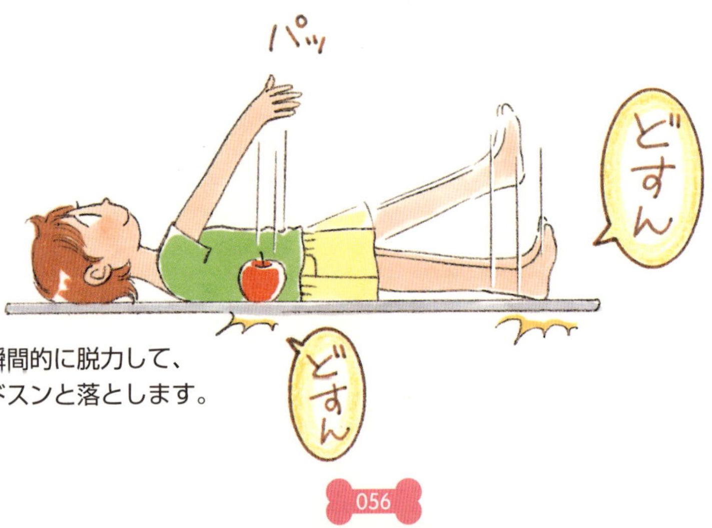

❷瞬間的に脱力して、
ドスンと落とします。

下ろす

力が入っていると「下ろす」というふうに動かしてしまう。床についた瞬間は「とすん」という弱い音しかしない。

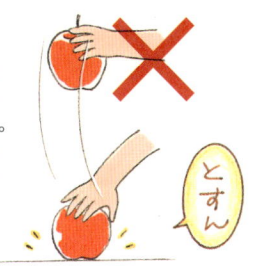

落とす

りんごが木から自然に落ちるように、フッと自然落下させる。自然に落とせれば「ドスン」といういい音がする。

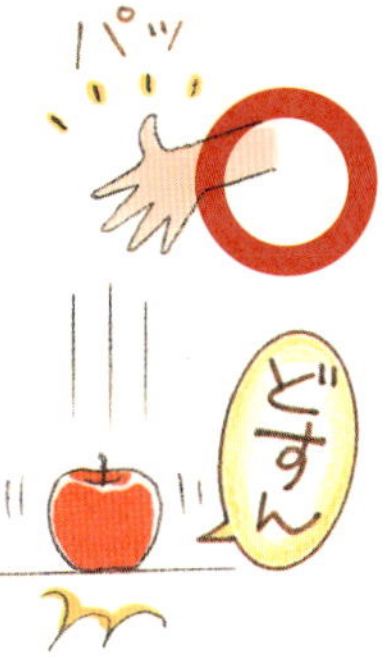

感覚をつかむには

人に手伝ってもらう

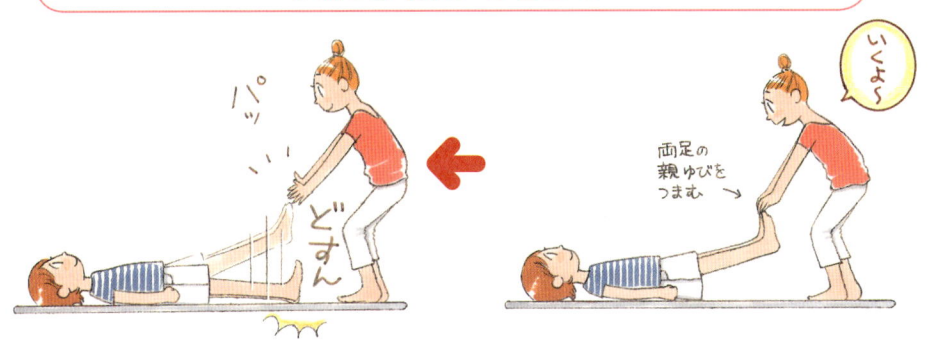

10cmくらいからだんだん上げていきます。
痛くないことがわかれば怖くなくなるよ！

腕でやってみる

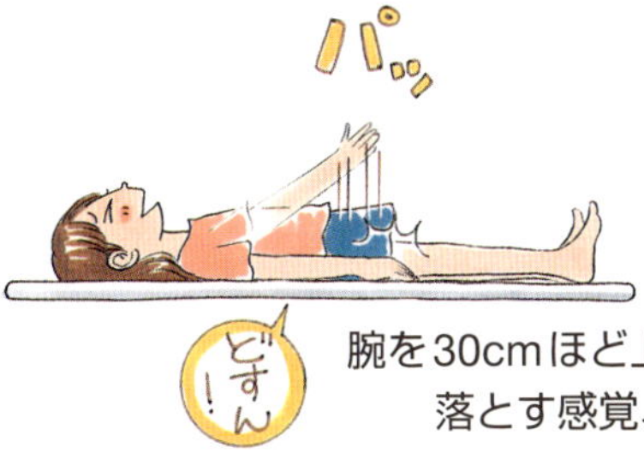

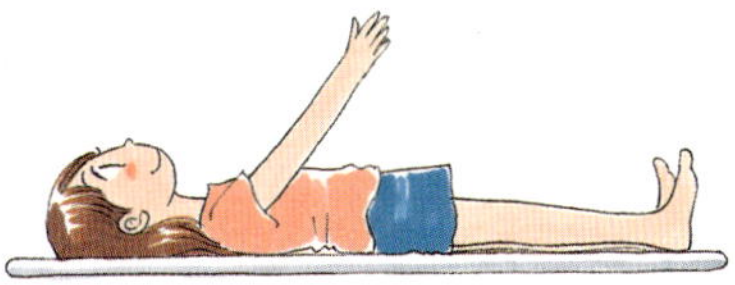

腕を30cmほど上げて、一気に脱力！
落とす感覚、わかるかな？

4からだシーズン

秋 AUTUMN

＊秋は冬の準備期間

立秋が過ぎて何週間かすると、夜風が冷たく感じます。四季折々素敵な日本、しかし実は「強烈な乾燥＋寒さ」の冬と「強烈な多湿＋暑さ」の夏の繰り返しの間に春と秋が挟まっている構造です。秋は次に来るキョーレツな冬の準備期間なのです。

＊冷え対策というより乾燥対策を

秋は暑さのもととなっていた大平洋高気圧が急に押し下げられて、ガクンと寒くなることがあります。乾燥した木枯らしが吹き、女も枯れる怖～い季節。よくこの時期風邪をひいている人がいますが、これは寒くなったからというより、乾燥のため粘膜がやられるから。打つべき先手は「汗をかくこと」。汗をかき慣れているからだは皮膚、粘膜がいつも潤い、免疫力・抵抗力も落ちません。キョーレツシーズンも乗り切れます！　Let's 汗！

＊皮膚と毛穴のメンテナンスも重要！

実はこの時期、パニック障害やクモ膜下出血で病院を訪れる人が激増します。これは「皮膚の呼吸困難」と大いに関係があるんです。急激に冷えると皮膚が乾燥し、毛穴の機能が低下します。そうすると毛穴が本来の役割を果たさず、皮膚が呼吸困難に。皮膚呼吸できないので肺呼吸の負担が大きくなり、いわゆる「過呼吸状態」つまりパニック障害を引き起こしやすくなるわけです。また血液中に窒素の気泡が多くなり脳卒中を引き起こすことも。そんな意味でも皮膚の乾燥は厳禁！　腰湯で汗を出して、乾燥を防ぎましょう！

4 時限目

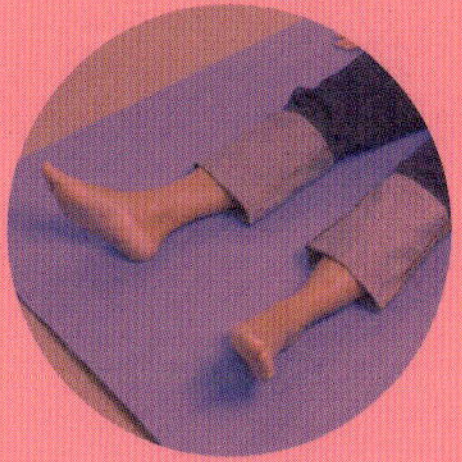

呼吸の間《かん》隙《げき》を狙えば骨盤が動く！

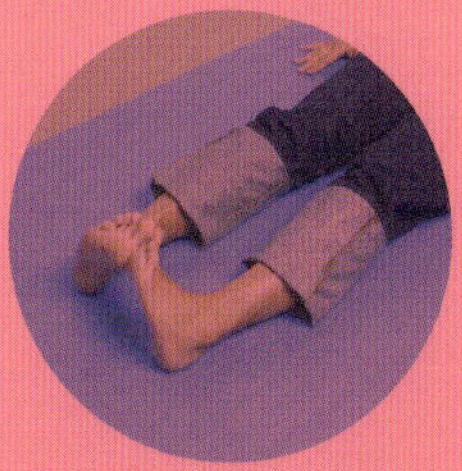

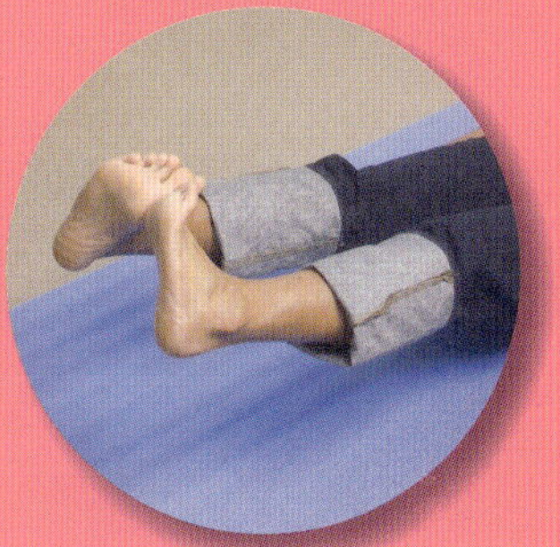

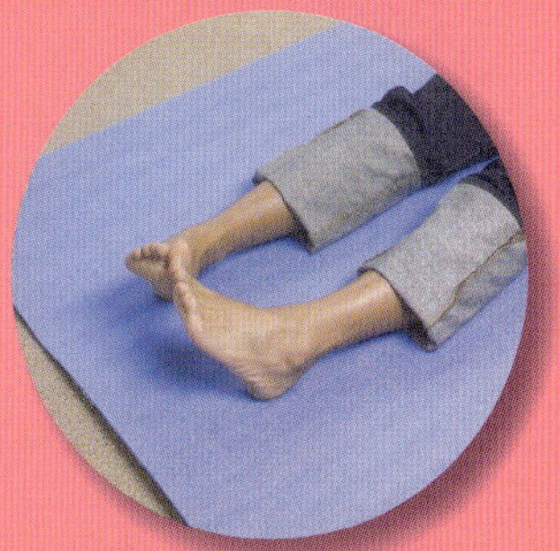

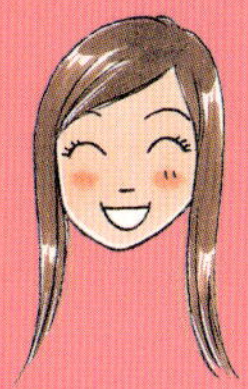

これからは自分のからだを自在に創っていく時代。
骨盤を自在に操れれば「なりたい私」になれるんです！
そこで大事なのが「呼吸の間隙」というタイミング。
閉めるも開くも、タイミング命！
グラマラスもスレンダーも思いのままに手に入る
「骨盤を動かすタイミング」をマスターしましょう。

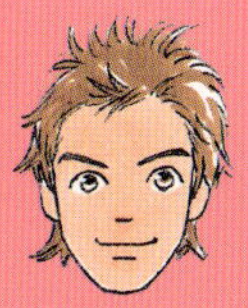

DRILL 10

完璧タイミングでのショックで骨盤が動きだす

「呼吸の間隙」に「落とす」!

骨盤体操で大事なのは「呼吸の間隙《かんげき》」を狙って刺激を与えること。タイミング命！

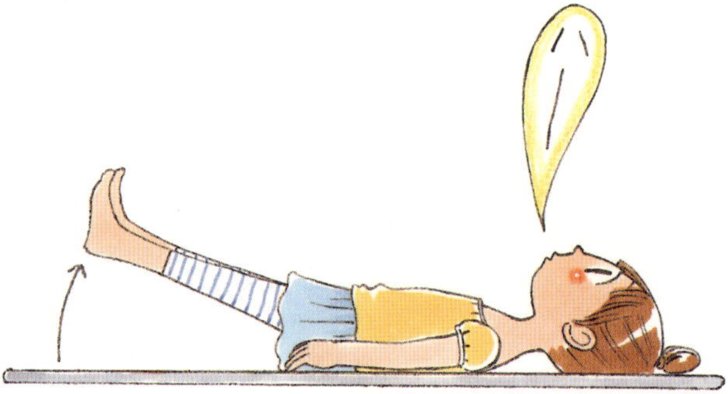

❶数回「スーハー」深呼吸したあと、「ハーッ」と息を吐きながら足を上げ、そのまま吐ききる（開く体操の場合は息を吸いきる）。

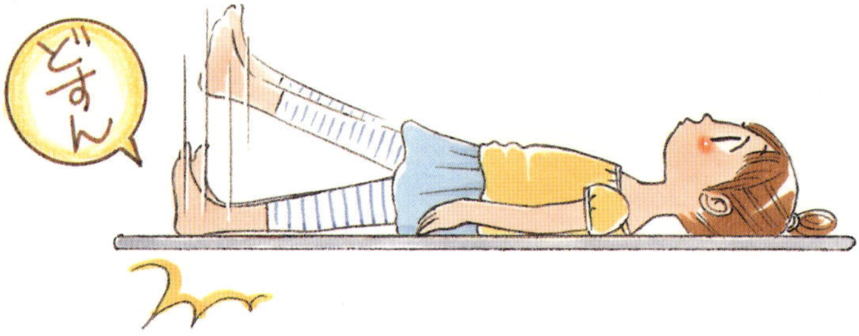

❷吐ききって（吸いきって）限界がきたら、ニュートンの法則（P.56）を思い出しながら一気に脱力、足を「ドスン」と落とす。

骨盤体操はこの「呼吸の間隙」の時にかかとに刺激を与えることで骨盤を反応させます。逆を言えばこの瞬間は「からだがモロに衝撃を受けやすい危険な瞬間」でもあるということ。プロレスごっこの事故などは、偶然「呼吸の間隙」にワザが決まってしまったケースが多いのです。十分に環境を整えて行なってください。

子どもがとびかかってきた！

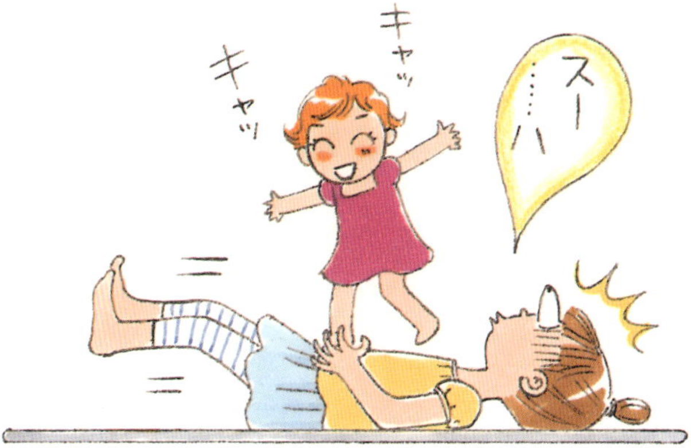

電話が鳴る！

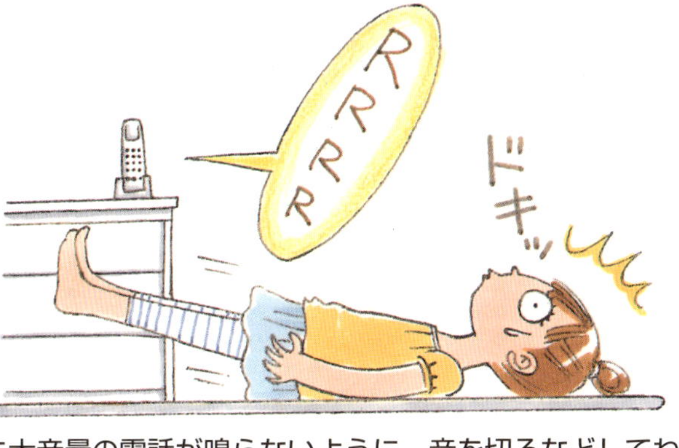

急に大音量の電話が鳴らないように、音を切るなどしてね。

DRILL 10 解説

「呼吸の間隙のタイミング」を使って骨盤開閉を自在に誘導。

呼吸の間隙って？

呼吸をする時自然に吸ったり吐いたりしています。ここから吐くぞー、ここから吸うぞーなんて意識してませんよね。でも声に出してスー、ハーって大きく深呼吸をしていると「スー」と「ハー」の切り替わる瞬間に間があることがわかります。このほんの一瞬呼吸が止まったかのような瞬間、これを「呼吸の間隙」といいます。

この「呼吸の間隙のタイミング」を使ってからだを動かしていくのが「骨盤体操」なんです。骨盤から下半身にかけての、自分では意識しづらい領域に関して、呼吸の間隙を狙って刺激を与えることで骨盤を閉める方向に誘導したり、開く方向に誘導したりするわけです。

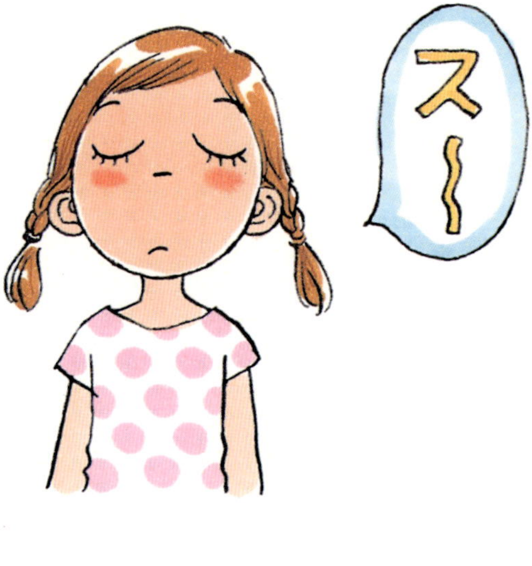

吐ききって吸う、吸いきって吐く

骨盤体操のタイミングは、深い呼吸をしながら、息を完全に吐ききって吸う寸前、または完全に吸いきって吐く寸前の一瞬。吸っている時、吐いている時は外から刺激を受けてもからだに影響しません。逆に、「呼吸の間隙＝吐ききった瞬間・吸いきった瞬間」には外からの刺激をモロに受けます。ここを狙うのが骨盤体操！

息を止めたらダメ！

意識してしまうと「スー」と「ハー」の間に息を止めてしまう人がいますが、それは呼吸の「間隙」ではなく「停止」なので全く意味がありません。「停止」している時は「吸ってる最中・吐いてる最中」同様、外界からの刺激を受けにくい状態なのです。

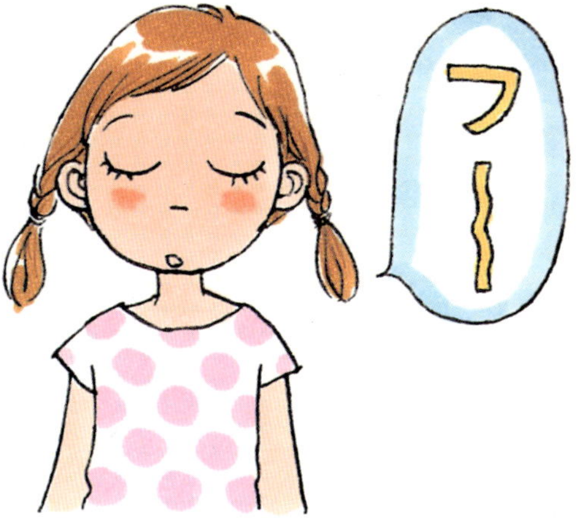

整体は呼吸の間隙を狙う技術

整体は、調整すべきポイントやツボに、息を吐ききった瞬間に触ったり、吸いきった瞬間に離したり、非常に瞬間的な操作でからだを変えていく技術です。

人間のからだは、がんばって息を吸って止めている時とか、吐いたり吸ったりしている最中には外からの刺激を受けないようにできています。うっかり足をひねったら、思ったよりひどい捻挫《ねんざ》になってしまったり折れちゃったりする時は、ほとんどが運悪く呼吸の間隙に外部の力を受けてしまったケースなんですね。

つまり、呼吸の間隙のタイミングで自在にからだを操れるようになれば、からだはそうとう、思いのままなんです！

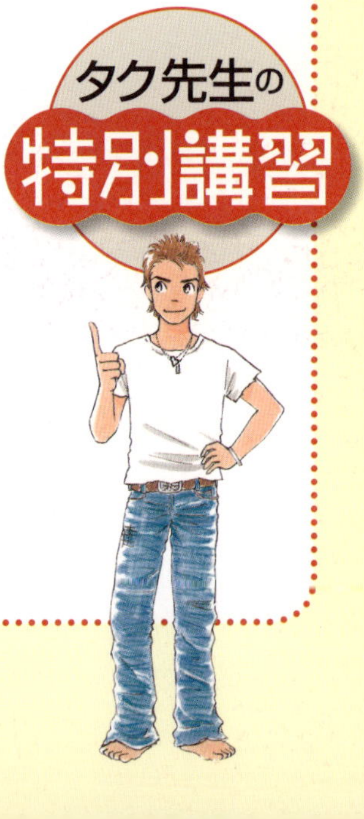

骨盤体操も間隙狙い

ズバリ「骨盤体操」も、この「呼吸の間隙」の瞬間にショックを与え、押しても引いて

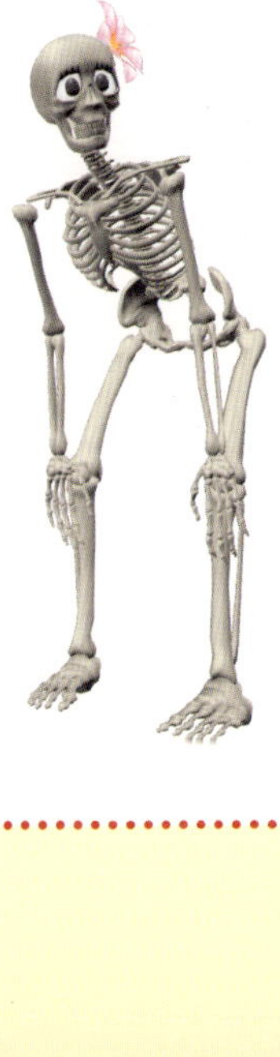

も動かないような「骨盤」を、力を入れずに動かしているのです。筋肉を動かすのとはワケが違うし、骨盤を動かすには一体どうすればいいのかな……と思っているあなた！　呼吸の間隙にきちんとかかとをドッスンとできれば、骨盤が勝手に動いてくれますから。

発熱やめまいは成長の証

「人は成長する時に発熱する」これが僕の持論です。成長期、ヒザやひじが熱を持って痛むのが「成長痛」、排卵をすると体温が上がるのが「高温期」、骨盤体操のあとの体温上昇。骨が成長する時、痛めた骨が再生しようとする時、卵を成長させようとする時、体温が上昇するという仕組みなのです。微少な体温上昇は、からだの成長を促すのですね。だから熱が出たらすぐに薬を飲むのではなく、からだの声に耳をすましてみることをおすすめします。

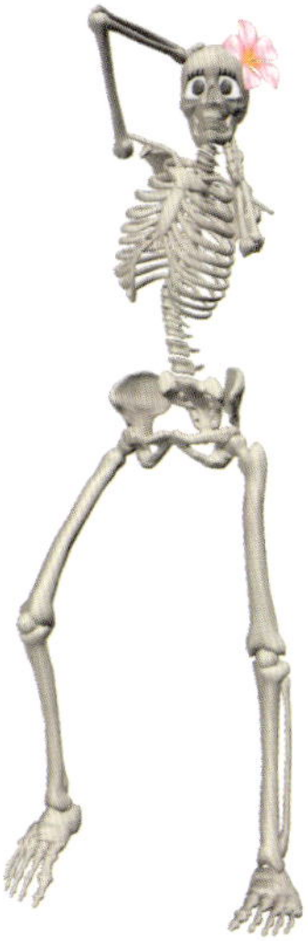

まとめ ≫ **呼吸の間隙時にアクションを起こせば、目に見えないけどスンゴイ変化が起こる!**

4 からだシーズン 冬 WINTER

＊ウィルスは乾燥が大好き

日本の冬は、シベリアからマイナス60度の寒気団が日本列島の上空におおいかぶさり、急激に気温が下がって空気中の湿度が失われ、乾燥してきます。ウィルスは乾燥した空気の中が大好き。冬と言えば風邪、の背景には、こんな理由があるんですよね。

鼻や口など「開いている」場所から、ウィルスは常に入り込んできます。健康なからだは免疫システムを持つリンパ液をはじめとした粘液が常にカバーしてくれているんです。でもからだが乾燥して、粘膜の免疫システムで鼻や口がカバーされていないと、ウィルスはまんまとからだの奥まで侵入！　そして風邪をひくはめに～。

＊赤ちゃんのよだれバリア

まだ体内に完全な免疫システムができていない赤ちゃんは、からだを守るためにいつも唾液などの粘液をたくさん分泌しています。よだれぶぅぶぅなのには、ちゃーんと理由があったんです！　冬はお肌だけじゃなくからだも乾燥させちゃだめ！　そのためにも、腰湯（P.99）に水含み（P.99）をプラスして、思いっきり汗を出しましょう！　冬でも潤うみずみずしいからだこそ、健康なからだ。お肌もつるぴか乾燥しらずですごしましょう。

課外授業

歪んだからだを解凍しよう!

骨盤体操はからだが歪んでいてはどんなにやっても効果が出ないのです。
それどころか変な肉がついてしまうおそれも……。
日々の生活の中で、知らず知らず歪んでしまうからだの癖を知って、
すぱっと左右差、解消しちゃいましょう!

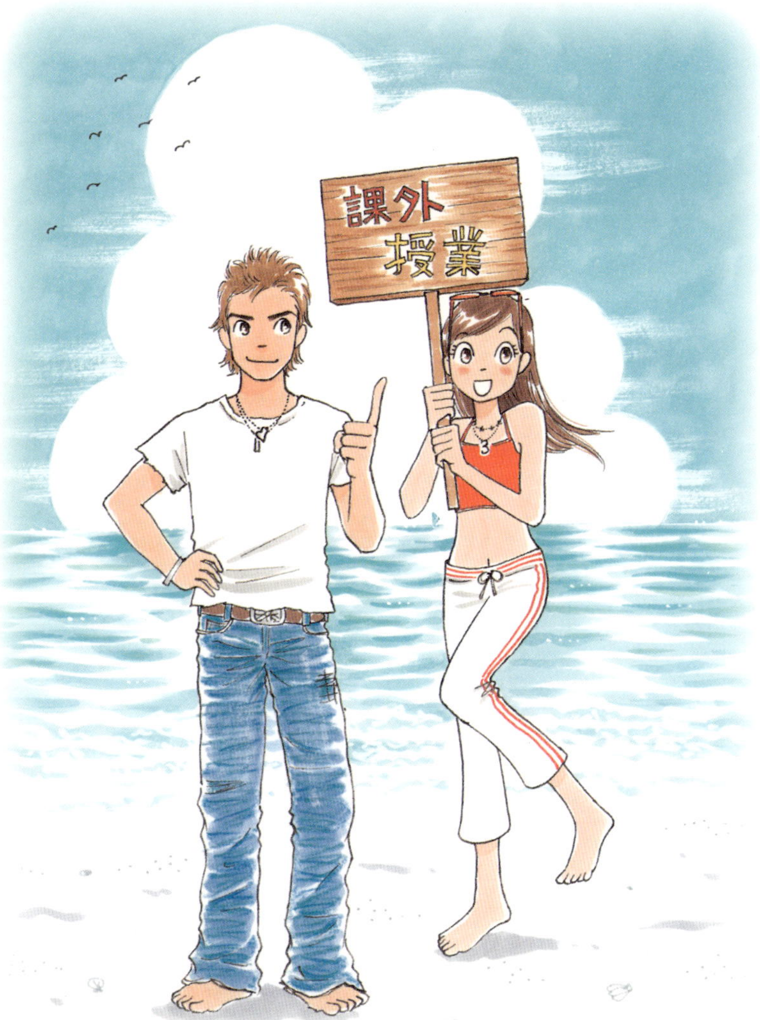

無敵なからだは歪まない。

人間はほぼ100%歪み持ち

結婚式などの集合写真で「もうちょっとあごを引いてください～」「右肩上げてください～」などと言われてしまう人、そして靴の減りが左右極端に違う人、あなたは歪んでいます。「がび～ん、私はそんなに歪んでいるのかぁ」なんて落ち込まないでくださいね、ほとんどの人が自分はシンメトリー（左右対称）だと思っていてもズレてるんですから……。おまけに、この歪んでいるからだが癖をもって動くわけですから、自覚できないレベルまで特殊な動きをしていることになるのです。大事なのは「自分の歪みを理解すること」。それが骨盤を正常にするための第一歩なのです。

一流アスリートのからだはシンメトリー

運動神経がいい人は、意識とからだがズレなく連動し、左右差が少ないシンメトリーに近いからだをしています。左右差が少ないと、考えた通りにからだが動きます。一流アスリートの容姿や身のこなしが美しいのは、超人的な動きでも無理なくイメージ通りにこなしているからなんです。

「見返り美人」で左右差解消!

左右差解消の簡単なやり方を伝授しましょう。鏡を背に30㎝離れて立ち、左右交互に振り返ります。見えにくいほうが自分の苦手側。苦手側に毎日10回振り向いてみて。

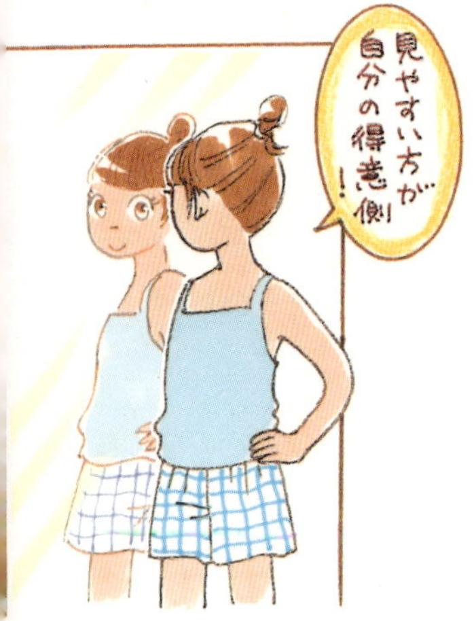

歪んだからだを解凍しよう!

左右差を解消してこんなに得なからだ!

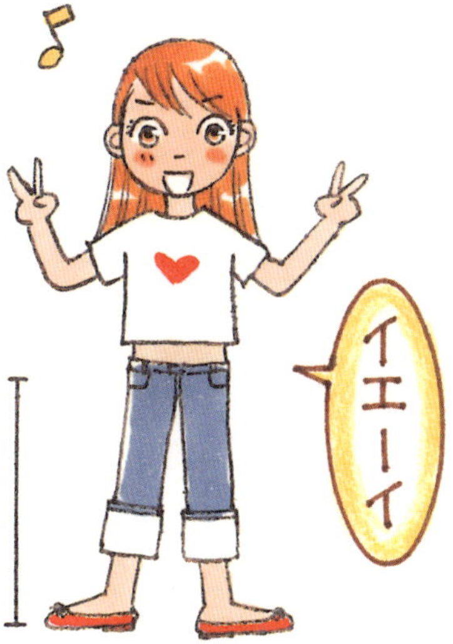

背（足）が伸びる

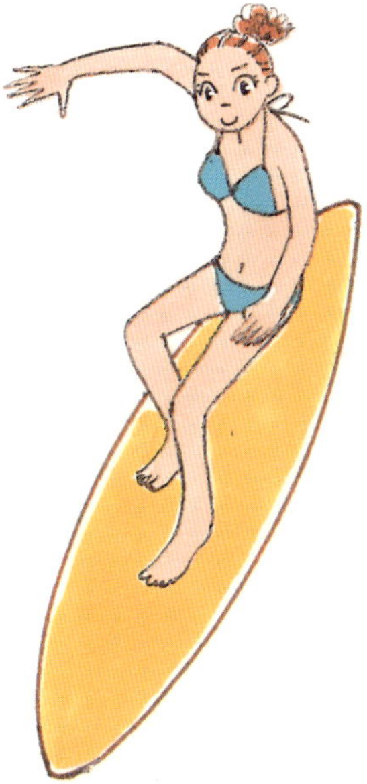

バランス系スポーツがうまくなる
（サーフィン、スノーボードなど）

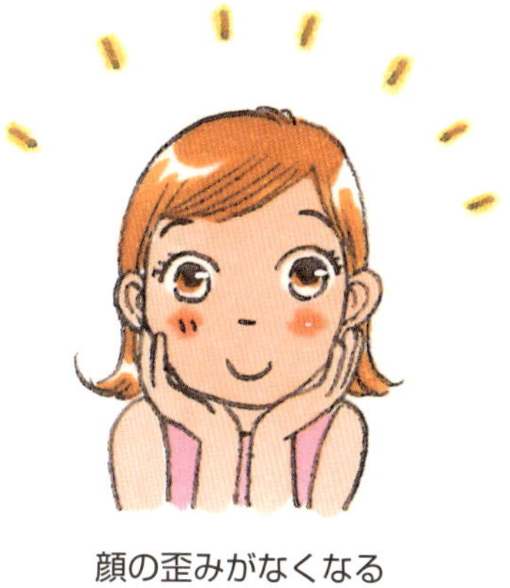

顔の歪みがなくなる

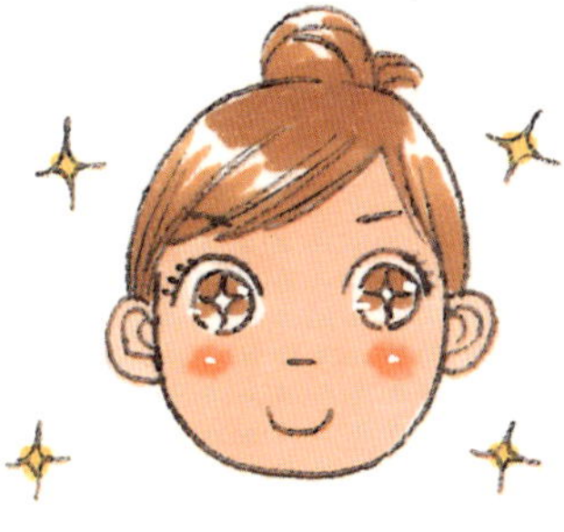

目がよくなる

左右差をなくす①

苦手側パワーアップ

からだには左右差があるということは理解していただけました？　この「左右差」をなくすためのエクササイズ、紹介します。

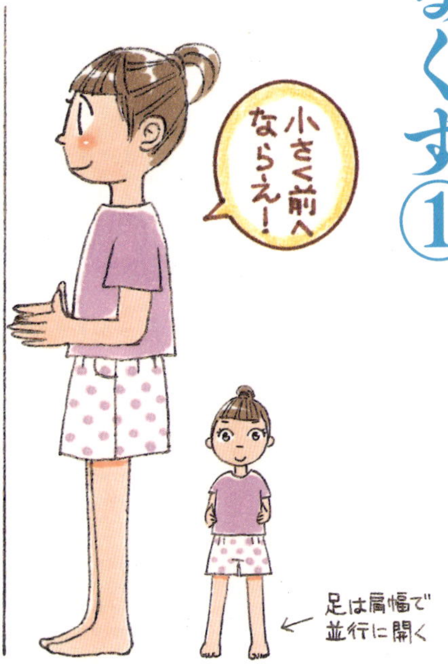
小さく前へならえ！
足は肩幅で
並行に開く

❶壁に向かって「小さく前ならえ」をする。指先がちょうど壁につくくらいの距離まで近づき、足を肩幅に開く。

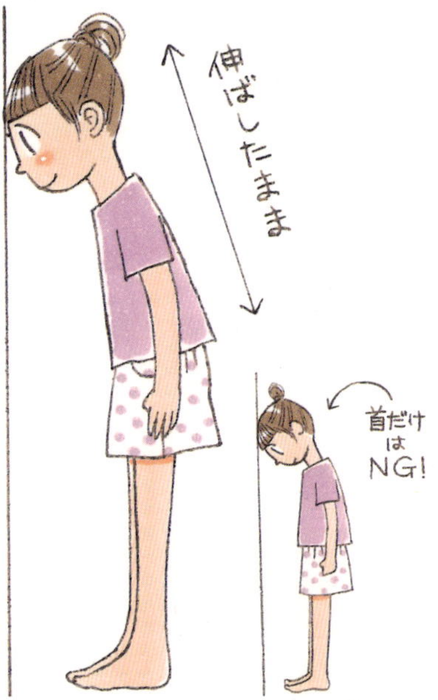
伸ばしたまま
首だけはNG!

❷背筋を伸ばしたままで鼠《そ》径部《けいぶ》（ビキニライン）からゆっくりからだを折り、おでこを壁につける。

左右差をなくすエクササイズ………

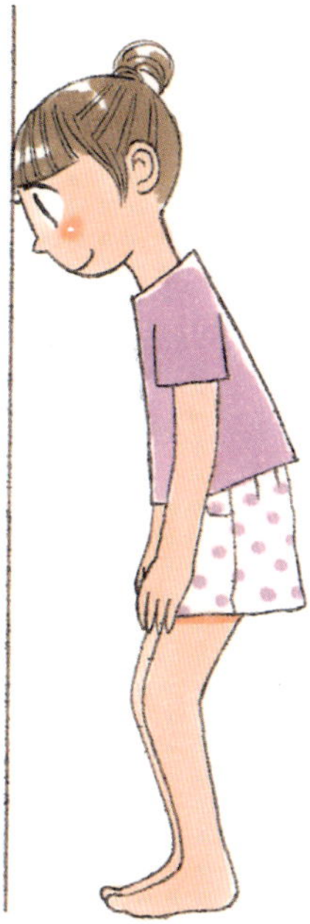

❸ヒザをゆるめ、両手は前にダラリとたらす。

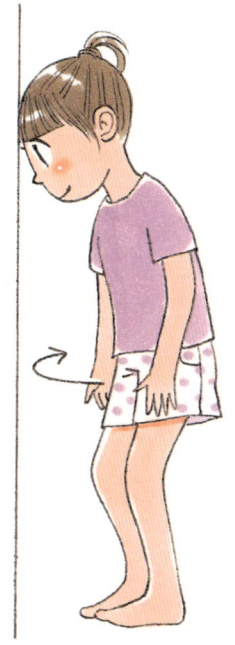

❹体重移動しながら両肩を交互に落とす。おでこをキチンとつけておくこと。

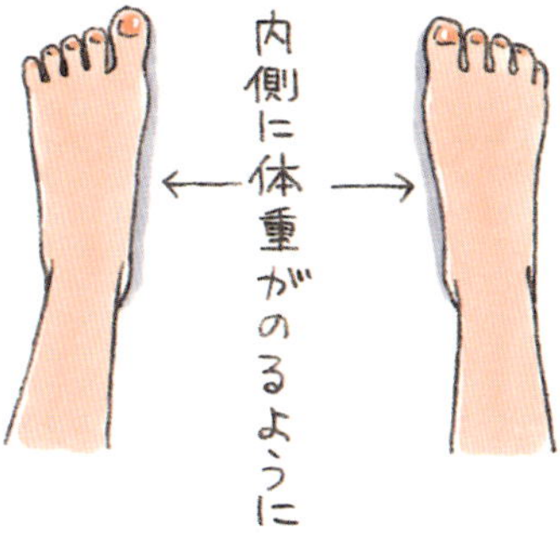

❻体重移動は足の内側に乗るように意識する。

鼻通り一発リセット

一方の鼻の通りがいつも悪い人は、全身の左右差が頭蓋骨にまで及んで、脳脊髄液の循環が滞っているのかもしれません。

かまわず深呼吸

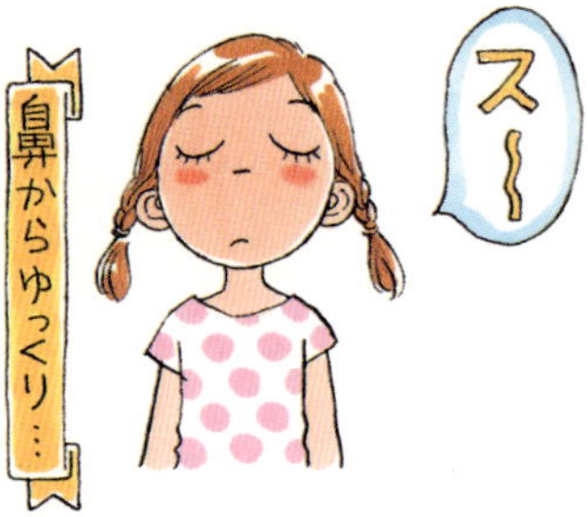
鼻からゆっくり…
ス〜

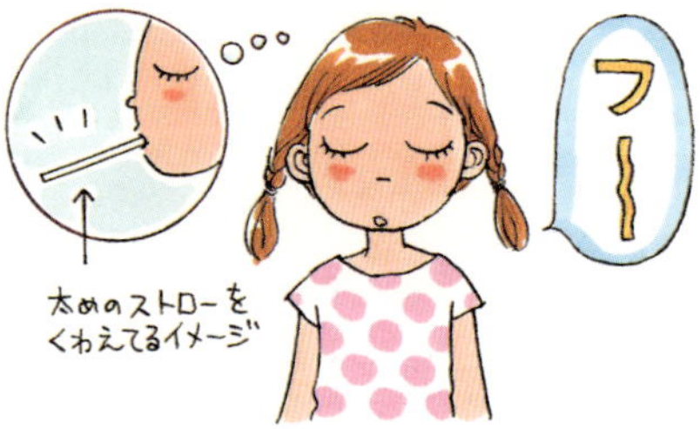
フ〜
太めのストローをくわえてるイメージ

鼻がつまっていようがなんだろうがかまわずに、鼻からゆっくり大きく息を吸います。次に、口から太めのストローを1本くわえているつもりで細ーく吐く、これを何回か繰り返せば鼻通りがスッキリしてきます。

得

脳内の血流、脳脊髄液の対流がよくなるので、頭すっきり！
物忘れにも効果あり！

つまり側押さえ深呼吸

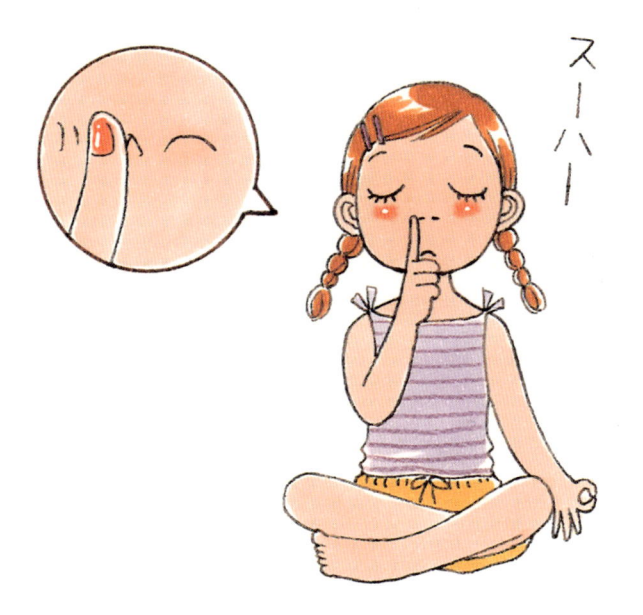

「かまわず深呼吸」でもダメな場合は、つまっているほうの鼻を指で押さえて、通る鼻だけで１分間呼吸。からだはへそ曲がりなところがあって、働きを阻害されると反発します。つまらされると反発して通るようになります。不思議！

骨盤体操1日2回のススメ

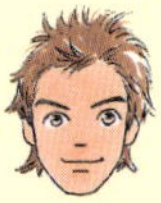

骨盤は2週間ごとに開いたり閉じたりを繰り返しています。もう知ってるよね。

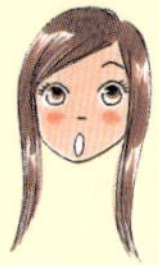

一日のうちでも細かく「開く、閉じる」という運動を繰り返しているんですよね。それは初めて知りました。

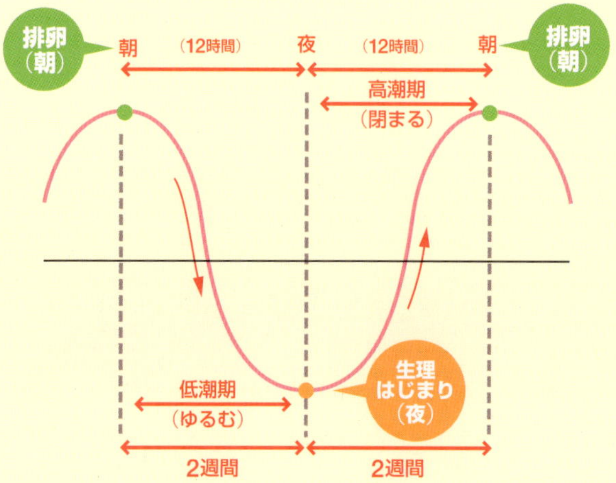

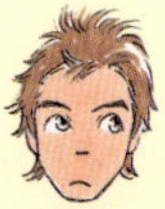

骨盤の開閉を自在にあやつって人気者になるには、1日2回の骨盤体操が効くんです。

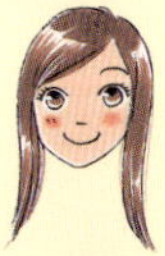

「朝閉めて、夜開く」、ですね。

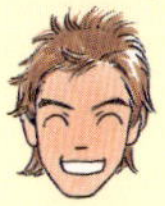

朝、まず最初に「しめる体操」で骨盤をキュッと閉めて、夜たまった老廃物を出す！　そしてからだのテンションを上げます。夜は、寝る前に「ひらく体操」で骨盤をゆるめて、短時間でも深くて質の高い眠りを手に入れる。開閉自在の骨盤は無敵です。

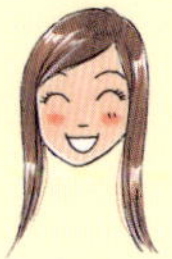

やります！　「朝閉めて、夜開く」、やらせていただきます！

5時限目

しめる骨盤体操

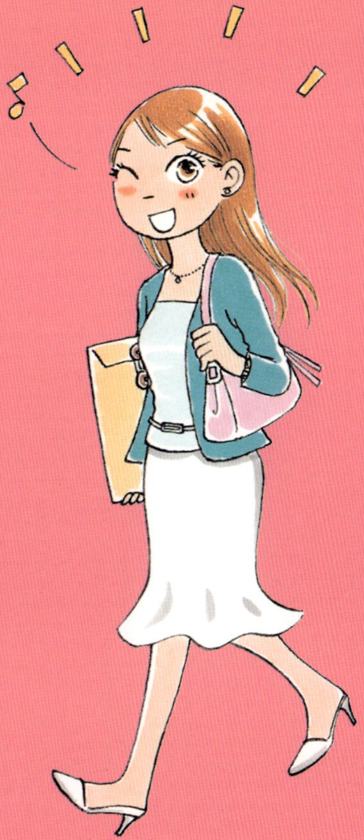

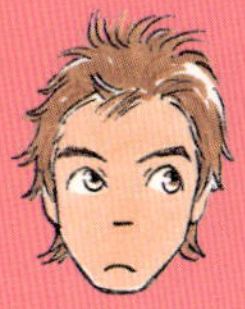

さあ、まずは「しめる骨盤体操」からやってみましょう！
骨盤が閉まると骨盤内（子宮、膀胱など）がしっかりと納まり、
日々の営みも正常に行われます。
ヒップは上がり、ハリのある肌、
仕事もできるハツラツ元気な「イケてる私」の誕生です。

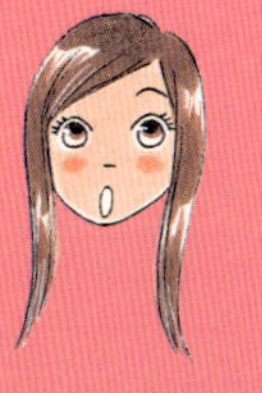

DRILL 13

しめる骨盤体操

さてまずは骨盤をしめる体操から行ないましょう。自己流で適当にやってしまうと全く効果がない骨盤体操。ここまでに習得してきた「最大筋力！」「瞬間脱力！」などのドリルは、すべて正しい骨盤体操のためにありました。僕がお手本をお見せします。さあ、一緒にやってみよう！

1 ゴロンとあおむけになり、足を肩幅に開く。足バイバイ運動（P.22）、腰フリフリ運動（P.50）をして、からだの力を完全に抜く。

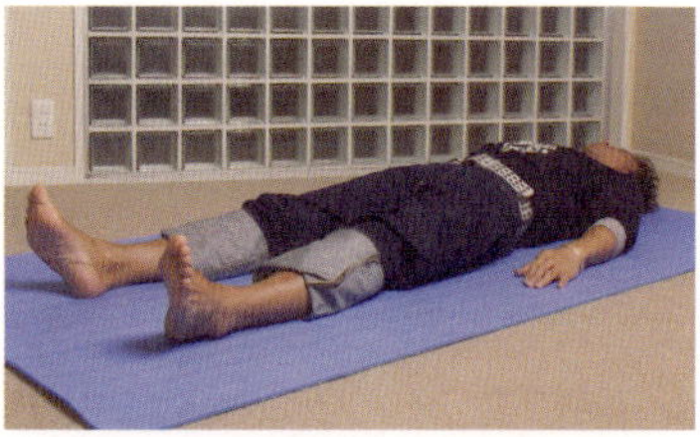

脱力できない人は→足バイバイ運動（P.22）、腰フリフリ運動（P.50）

2 足の親指の腹をしっかりくっつけて、足を甲側にぐいっと反らす。きれいな二等辺三角形ができています。ちょっとやそっとでは離れないように、しっかりくっつけて！

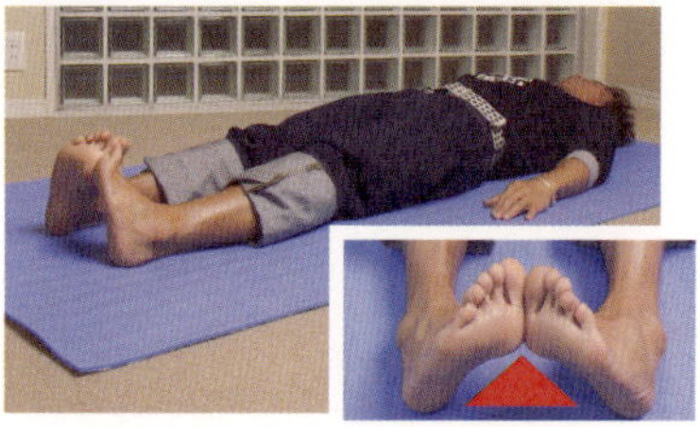

いまいち足に力が入らない人は→親指がっちんこ運動（P.32）

3 そのままの体勢で大きく深呼吸。
吐く→吸う→吐く→吸う。

4 最後に大きく吸った息を「フ～」と吐きながら、親指の腹をしっかりくっつけたままの両足を床から30cmほど上げる。

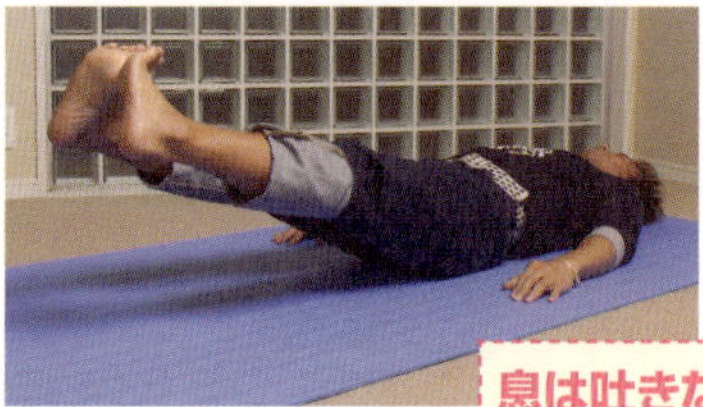

指が離れてしまう人は→親指がっちんこ運動（P.32）、足裏拍手運動（P.36）

息は吐きながら上げる！

5　息を吐ききったら「呼吸の間隙（吐ききって吸いに切り替わる瞬間）（P.60）」のタイミングで一気に全身脱力！　足をズドンと落とす。息を止めちゃだめです！

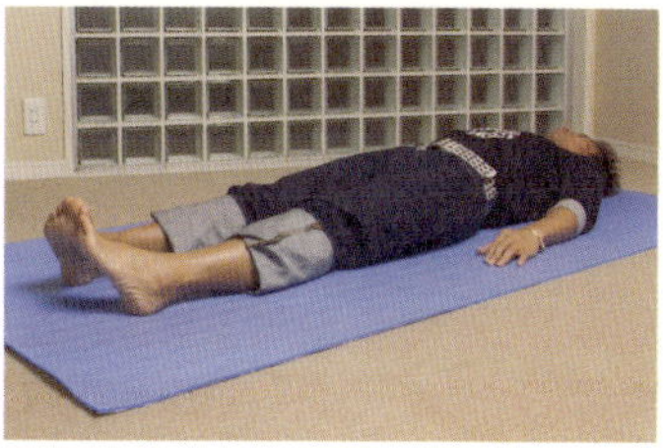

呼吸の間隙ってなんだったっけ？　という人は→呼吸の間隙（P.60、P.62）
全身脱力できない人は→「落とす」感覚を GET！（P.56）

落とした後も足先が離れなければ大成功！

6　うまく「ドスン」と落とせると、衝撃で内モモ筋（内転筋群）が一気に縮み、自然に足先がくっついたままになります。

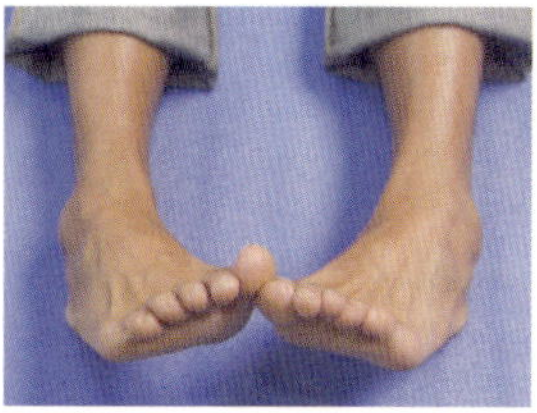

まだ内モモ筋が弱い時は、こんな感じ。でも大丈夫。

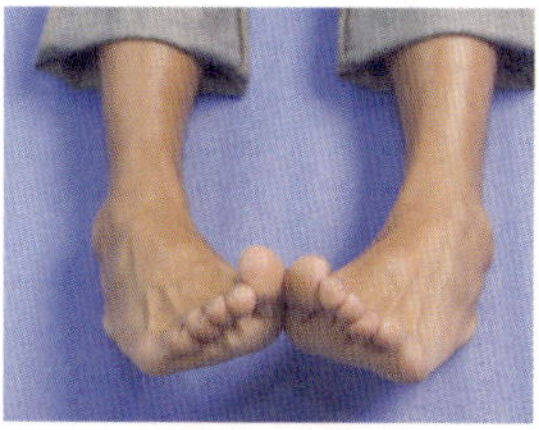

内モモ筋が鍛えられてくると、落とした後でもこんな感じ。

7　ゆっくりと息を吸って呼吸を続ける。この姿勢で2分、動かないで。かかとへの衝撃が骨盤へ伝わり、骨盤が動きだす。頭の血が一気に下がるので、おへそのあたりがドキドキしてくる。背中が反って仙骨が床にあたる違和感を感じたら、からだのテンションはアップ、頭もすっきり。活動準備、OK です。

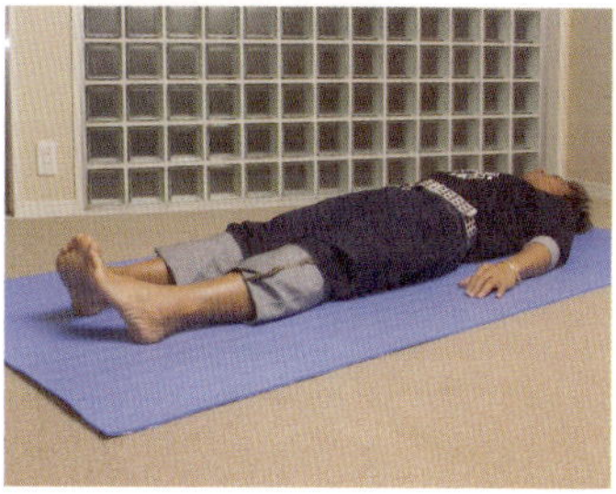

●見た目はただ横になっているだけでも、この間にからだの中で骨盤はじっくりゆっくり動いています。動いちゃだめですよ！
●血液が一気に下半身に向かうので、急に起き上がるとクラッとすることも。とにかくじっとしていましょう。

ゆっくりうつぶせ

始まった骨盤の動きを圧迫しないように、ゆっくりとうつぶせになります。自由になった骨盤は、さらに閉まる方向へ動いていきます。この時、はずみをつけてうつぶせになったらすべてがおじゃん！　慎重に慎重に……。

1 両手を頭の上に持っていく。

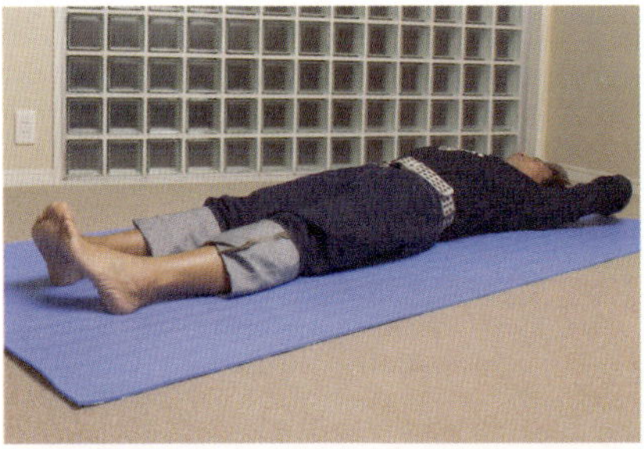

2 首をまわりたい方向に向ける（左右どちらでも可）。

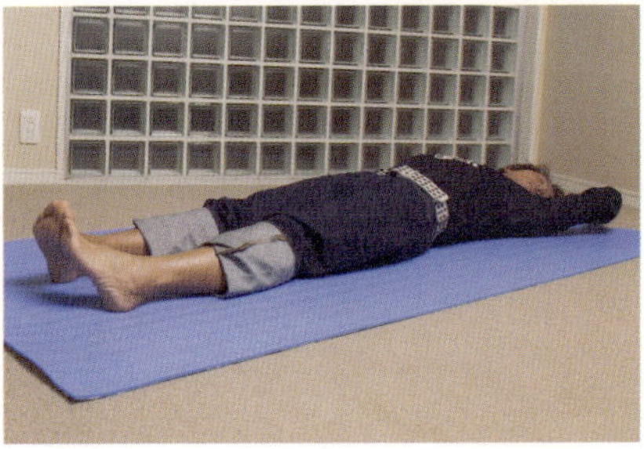

3 片ヒザを立て、足の裏で静かに地面を押しからだを回転させはじめる。

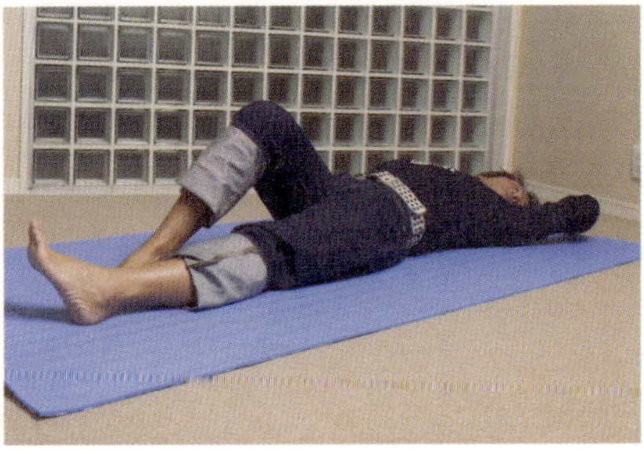

4 できるだけからだが床から離れないように、アザラシになったつもりでゴロンと回転。首も起こさない（頭を上げない）ように気をつけて。

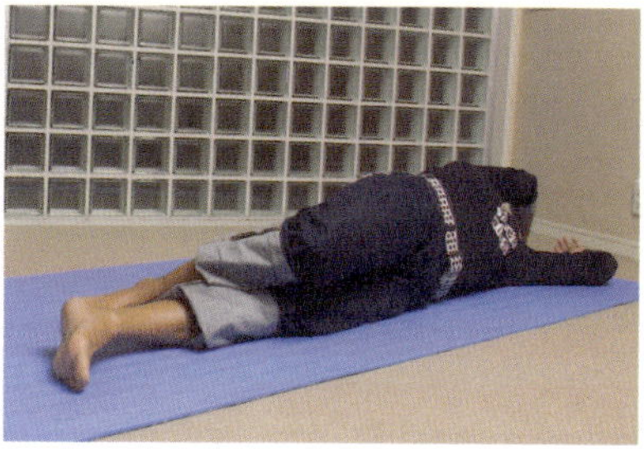

5 うつぶせに。力の抜ける位置であれば、手は伸ばしたままでも少し曲げてもよし！　首も向きやすいほうへ向け、楽にして。腕や肩まわりの力が抜けているのを感じながら2分くらいそのまま。おへその下あたりにある「骨盤の脳みそ」（太陽神経叢《たいようしんけいそう》）にどかーんと血液が流れこみ、ドックンドックンしてくる。おなかがグルグルと鳴ることも。

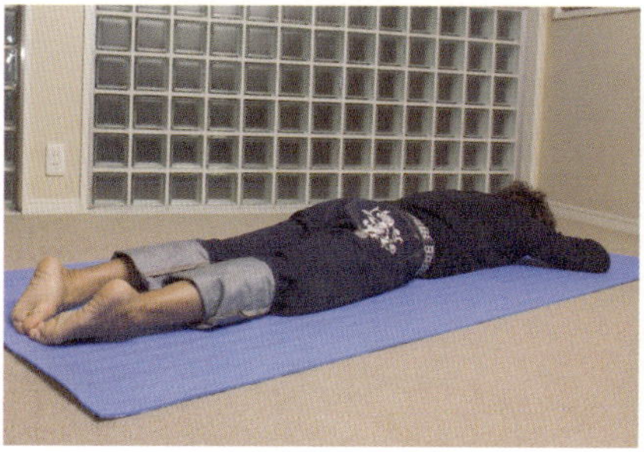

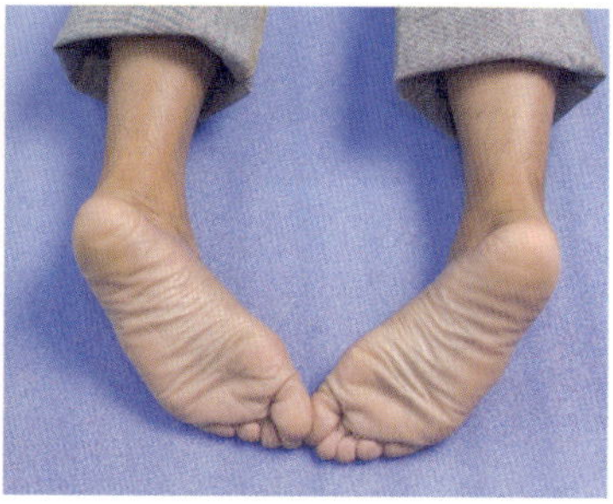

うつぶせになっても、足先がくっついている。

せっかく動きだした骨盤なのに反動をつけて勢いよく「うつぶせ」になると、余計な力が入りまた歪んでしまうので要注意。

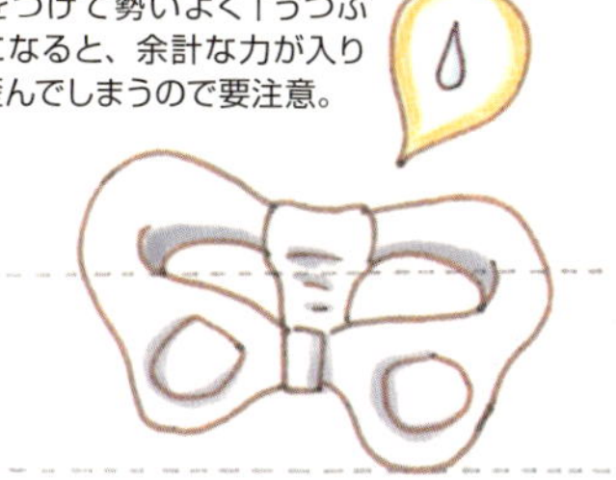

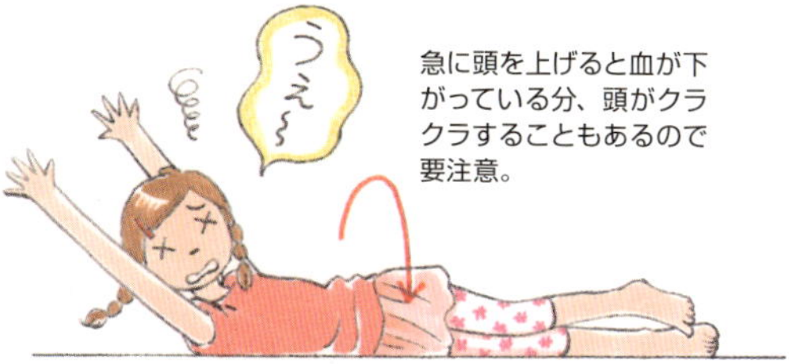

急に頭を上げると血が下がっている分、頭がクラクラすることもあるので要注意。

うつぶせは骨盤に前から体重分の圧力がかっている状態。腸骨の左右の前面と恥骨の3点が圧迫され、骨盤の左右差（歪み）が自然にリセットされます。動いちゃだめ！

起き上がりがかんじん

息を吸いながら手を耳の脇に置き、吐きながら次の動作をする。一息ごとに行なう起き上がりで、正しい位置にセットされた骨盤をキープしましょう。

1 手を耳→ネコのあくびのポーズ

両手を耳の脇まで持ってくる。頭を床につけたまま腕の力でからだを起こし、さらに頭を床につけたままずるずると足のほうへ、腕が伸びる限界まで上半身をひきずり、おしりを上げる。背中をぐいーんと伸ばしてネコのあくびのポーズ。

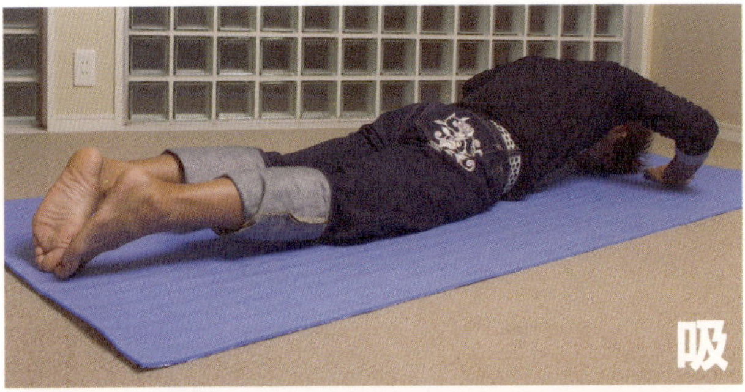

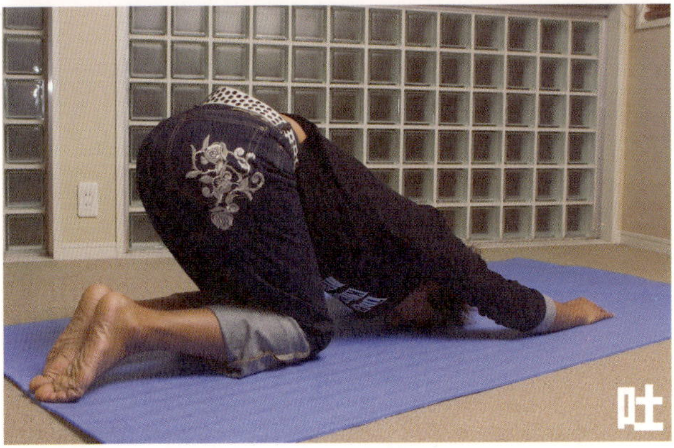

頭は床につけたまま！

2 手を耳→五体投地ポーズ

両手を耳の脇へ。頭を床につけたまま腕が伸びる限界までずるずると後ろへ上半身をひきずり、おしりを足にのせる。チベット仏教の五体投地に似たポーズ。

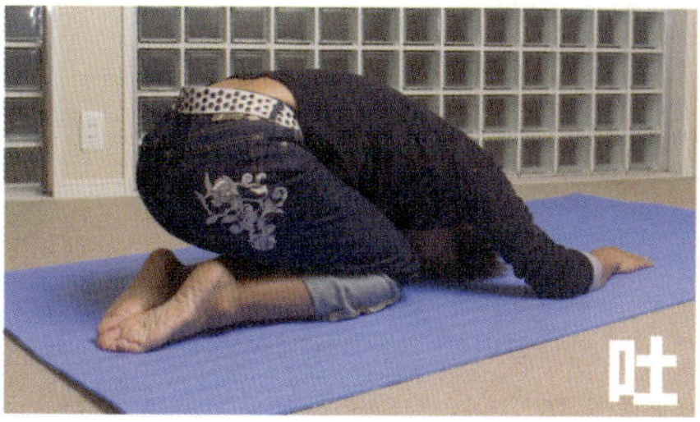

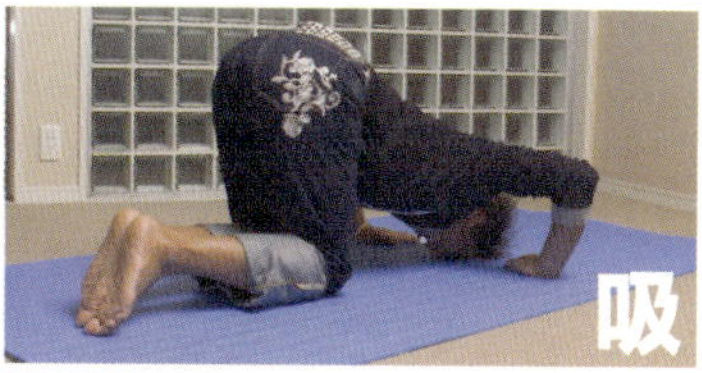

頭は床につけたまま!

3 手を耳→スフィンクスのポーズ

両手を耳の脇へ。「腕立て伏せ」をするように上体を起こす。スフィンクスのポーズ。このまま2〜3回深呼吸。

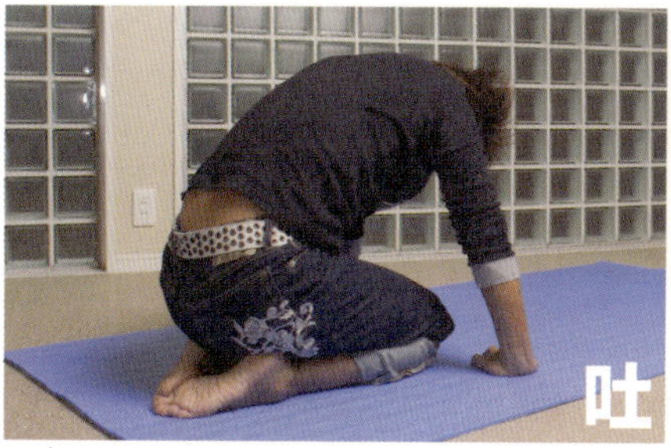

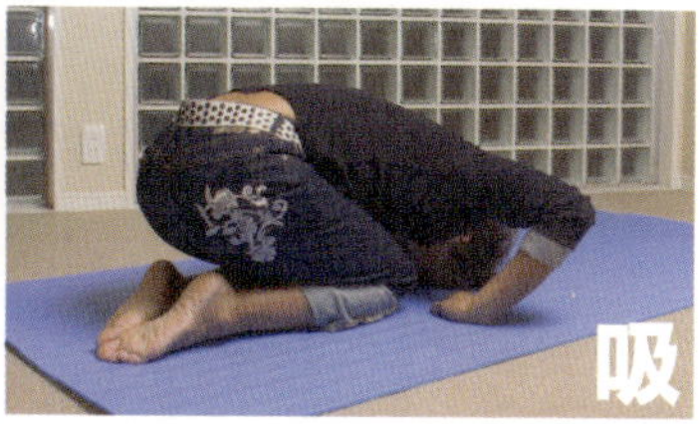

頭は上げないで!

4 手をヒザ→ごめんなさいのポーズ

両手をヒザの上へ。頭は下げたままひじを伸ばし背筋を伸ばす。ごめんなさいのポーズ。

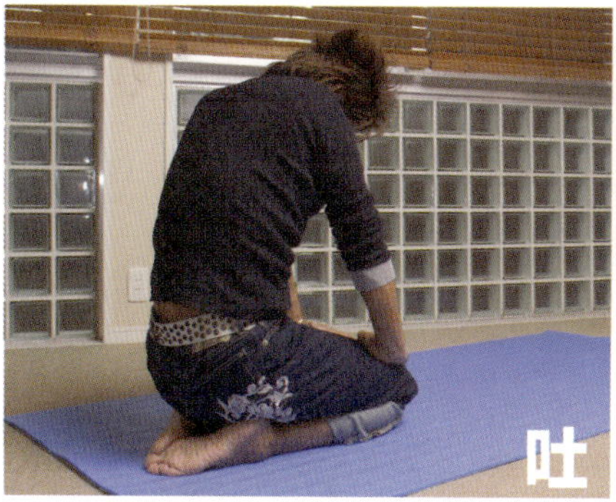

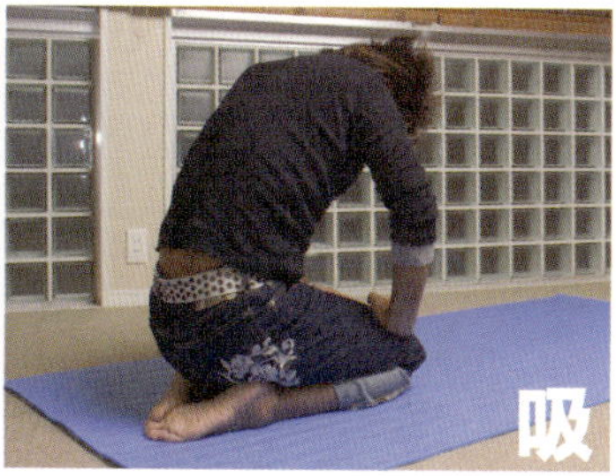

5 手を鼠径部→ゆっくり頭を上げる

両手を鼠径部（ビキニライン）へ。頭は下げたままひじと背筋を伸ばす。

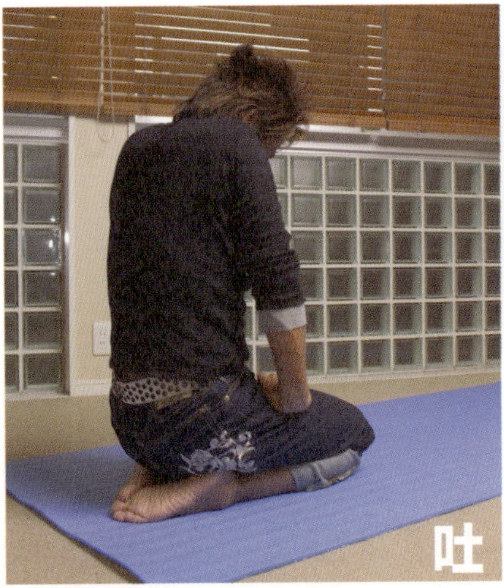

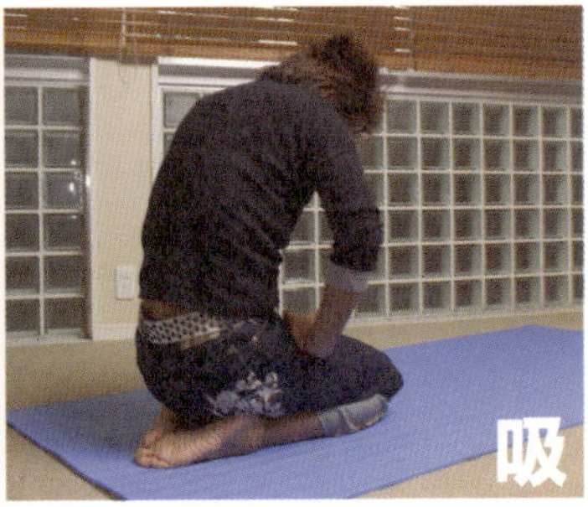

6

息を吸いながらゆっくり頭を起こす。美しい正座の完成です！　このままゆっくり深呼吸を。

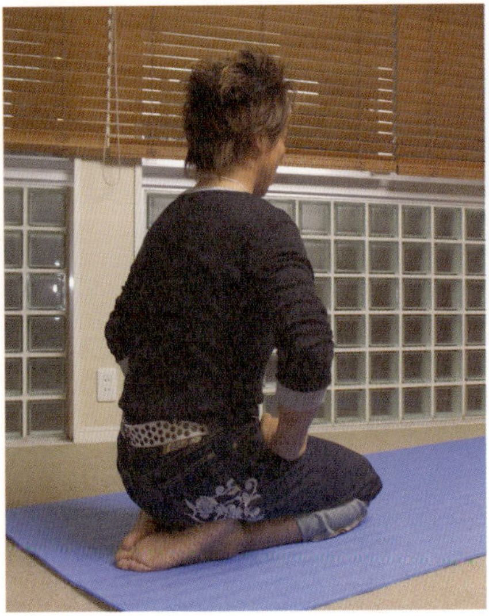

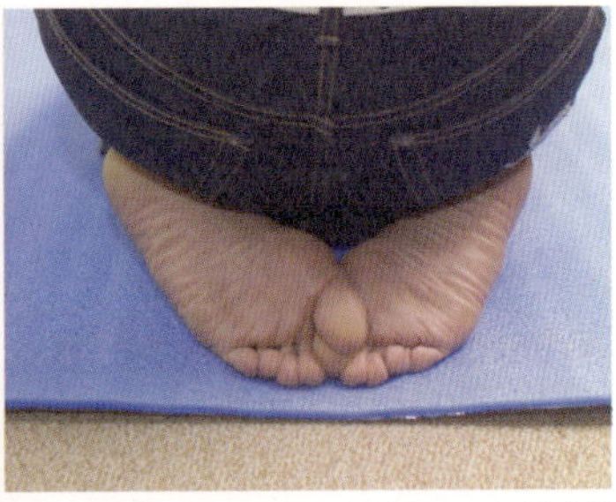

親指が重なっていることが大切。この正座姿勢だと、長時間座ってもしびれません。

3ステップで立ち上がり

1 正座姿勢から両ヒザ立ちに。

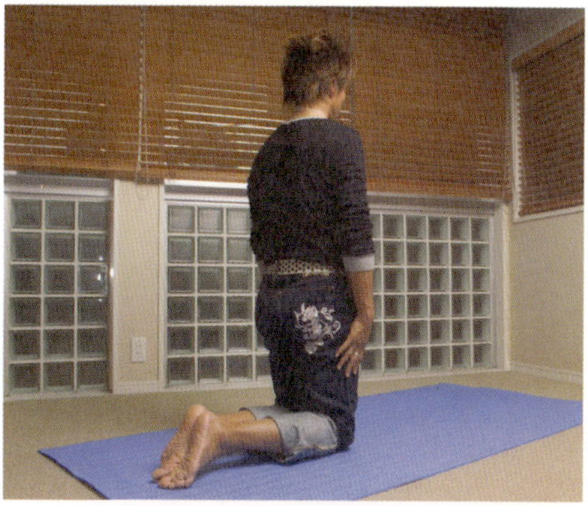

2 左右どちらでもやりやすいほうから足を一歩前へ出し、立ち上がる。

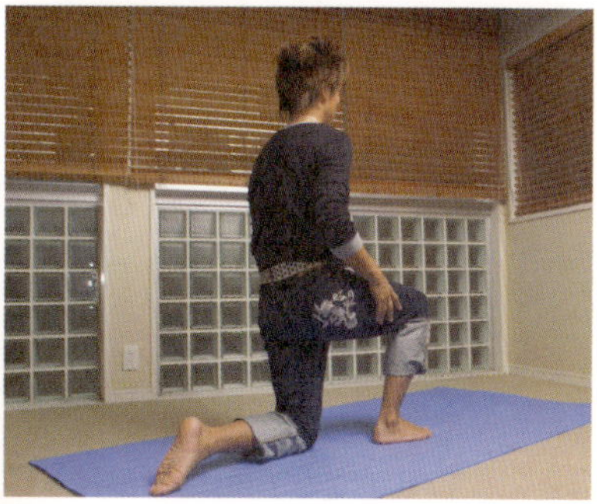

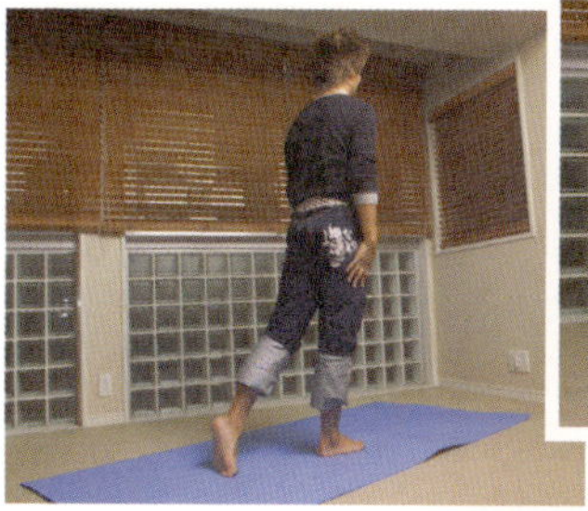

3 後ろ足を前に揃えて完成。

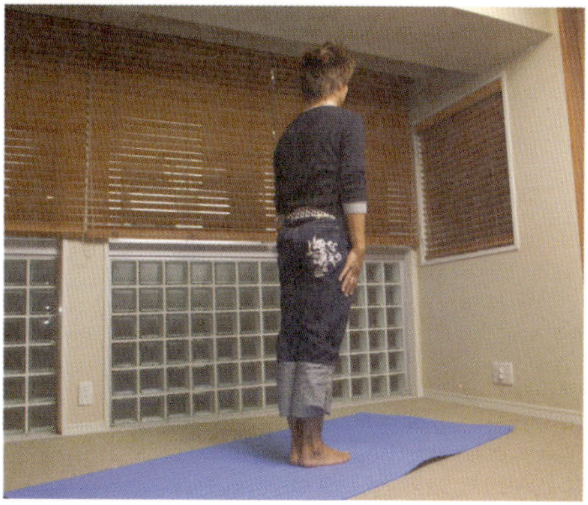

しめる骨盤体操Q&A

Q　しめる骨盤体操なのに、息を吸いながら足を上げてしまったり、うつぶせになる時に頭を上げてしまったり、やり方を間違えちゃったらどうすればいいですか？

A　大丈夫ですよ。どの過程でも、失敗したら、一度あおむけになり、そのままゆっくり正面に起き上がれば一発リセットできます。

Q　妊娠中です。しめる骨盤体操をしてもいいのでしょうか。

A　骨盤を閉めるということは、骨盤内にあるものを外に排出しようという動きになります。便秘の人のお通じがよくなったりするのはその力のおかげ。ということは、妊娠中の人はしめる体操をすると危険です。

妊娠中は足を上げずに両足の指先をくっつけて、ふっと全身の力をゆるめる体操をおすすめします。これなら、内転筋と腸腰筋を鍛えてくれるので、いざ出産！　というときにスルッと産めちゃいます。

Q　骨盤体操をしたら、片側のおしりっぺたが痛くなってしまったのですが。

A　からだのある部分が痛くなった人……。その痛くなった部分とは、常日頃緊張していた部分、もしくは全然使っていなかった部分です。からだのひずみが急激に修正されている証拠なのです。痛みをゆるめて全身を調整するために、フィジカルモーション（→ P.94）を忘れずにやってくださいね。

6時限目

ひらく骨盤体操

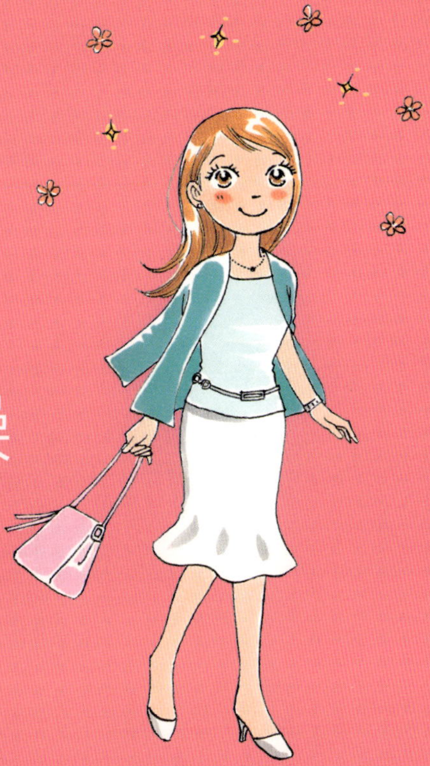

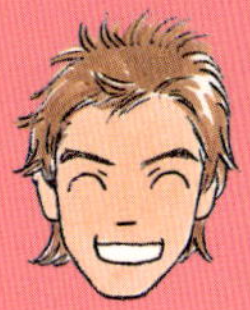

いよいよ「ひらく体操」です。「開く＝太る」と思っている方、
それは大きな間違い！
「思いっきり開ける骨盤は思いっきり閉まる」のです。
ウエストがキュッとくびれ、バストはホワホワまあるくやわらか。
ストレス知らず「モテ」オーラ出しまくりの私、誕生です。

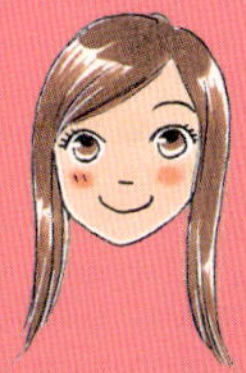

ひらく骨盤体操

全身のテンションをキリッと締めていた骨盤がゆるむと、骨盤内の内臓ものびのび～。筋肉も頭も骨もリラックス！　短い時間でぐっすり熟睡できるのです。しかもお腹の中に入った食べ物や水分が全部、のびのびゆるんだ膀胱や直腸に下りてくるわけです。そして朝、キュッとしめる体操で骨盤を閉めれば、中のものが心地よく外へ。便秘なんておさらば！
おやすみ前にはひらく体操、今日から始めましょう。

1　ゴロンとあおむけになり、足を肩幅に開く。足バイバイ運動（P.22）、腰フリフリ運動（P.50）をして、からだの力を完全に抜く。

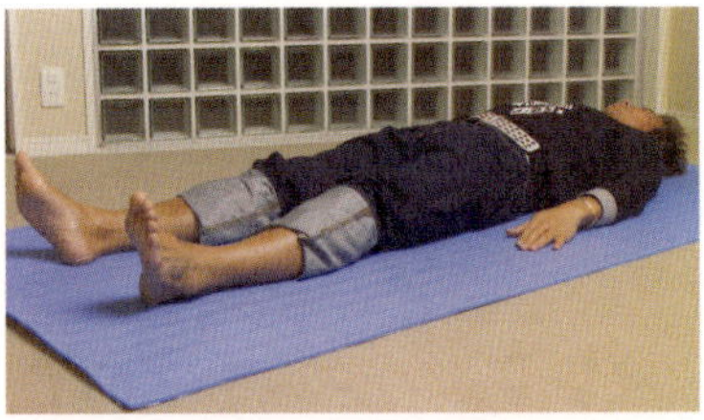

脱力できない人は→足バイバイ運動（P.22）、腰フリフリ運動（P.50）

2　足の外くるぶしを床につけるようなイメージで足を外側へ開き、甲側にぐいっと反らす。

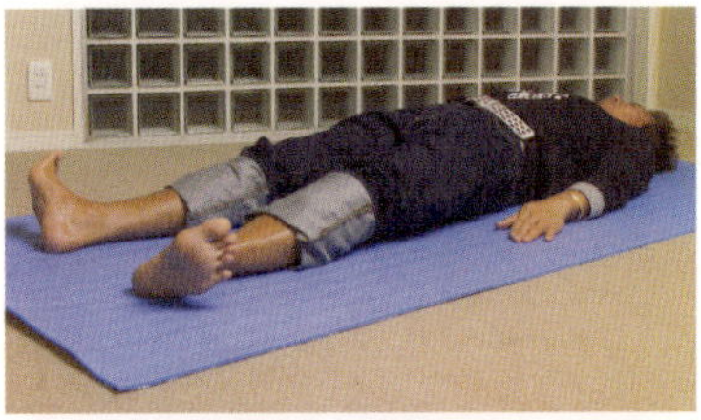

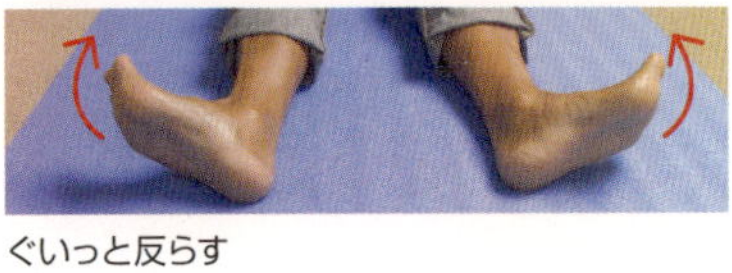

ぐいっと反らす

ヒザが曲がってガニマタになるのはNG!
足が痛かったり、腰が床から浮いてきてしまう時は、
無理せずできるところまで開けばOK

3　そのままの体勢で大きく深呼吸。
吸う→吐く→吸う→吐く。

4 最後に大きく吐いた息を「ス～」と吸いながら、足先を外側に開いたままの両足を床から30cmほど上げる。

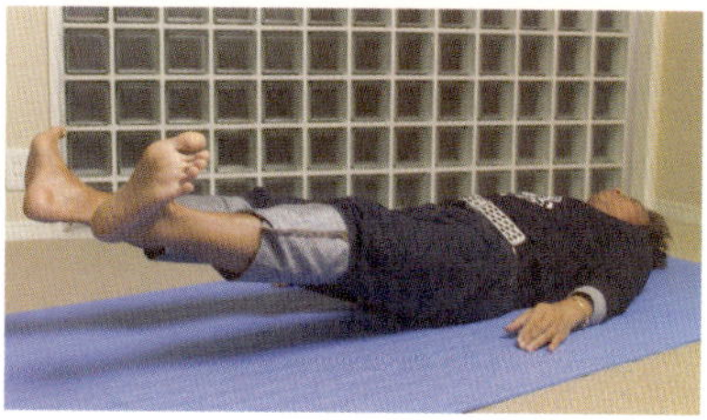

息は吸いながら上げる（しめる体操の逆です）！

5 息を吸いきったら「呼吸の間隙（吸いきって吐くに切り替わる瞬間）（P.60）」のタイミングで一気に全身脱力！　足をズドンと落とす。息を止めちゃだめです！

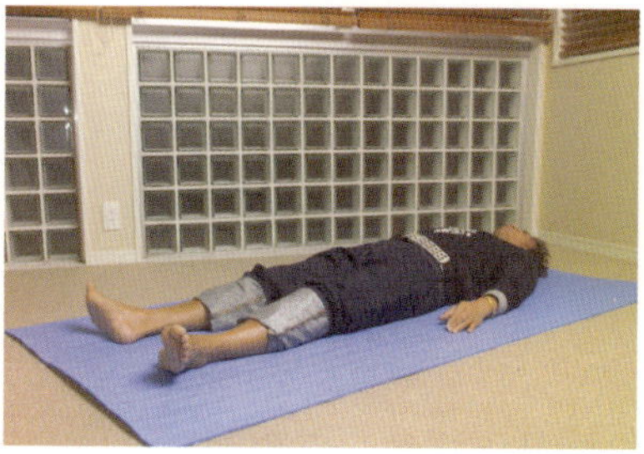

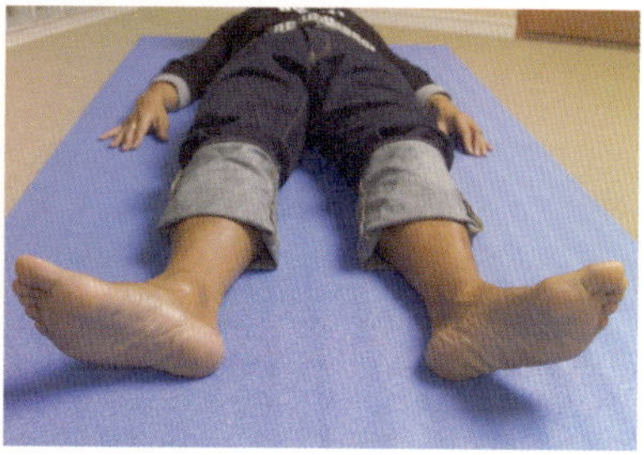

呼吸の間隙ってなんだったっけ？　という人は→呼吸の間隙（P.60、P.62）
全身脱力できない人は→「落とす」感覚をGET！（P.56）

落とした後も足先が開いたままだと大成功！

6 ゆっくりと息を吐いて呼吸を続ける。この姿勢で2分、動かないで。かかとへの衝撃が骨盤へ伝わり、骨盤が動きだす。頭の血が一気に下がるので、おへそのあたりがドキドキしてくる。からだ全体が大地にベッタリはりついたようで、眠くなるかも。

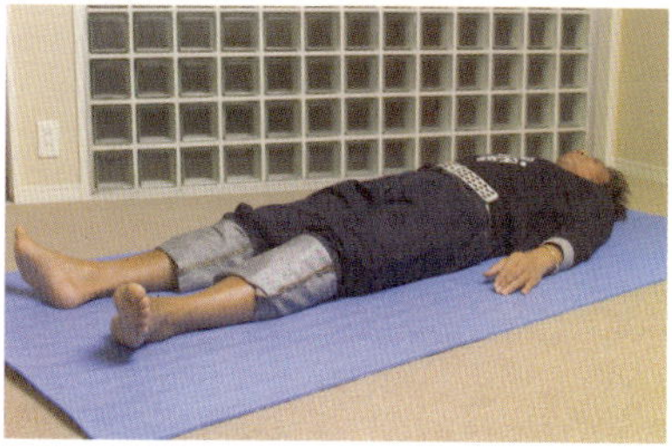

●見た目はただ横になっているだけでも、この間にからだの中で骨盤はじっくりゆっくり動いています。動いちゃだめですよ！
●血液が一気に下半身に向かうので、急に起き上がるとクラッとすることも。とにかくじっとしていましょう

DRILL 17

ゆっくりうつぶせ

始まった骨盤の動きを圧迫しないように、ゆっくりとうつぶせになります。自由になった骨盤は、さらに開く方向へ動いていきます。この時、はずみをつけてうつぶせになったらすべてがおじゃん！　慎重に慎重に……。

1 両手を頭の上に持っていく。

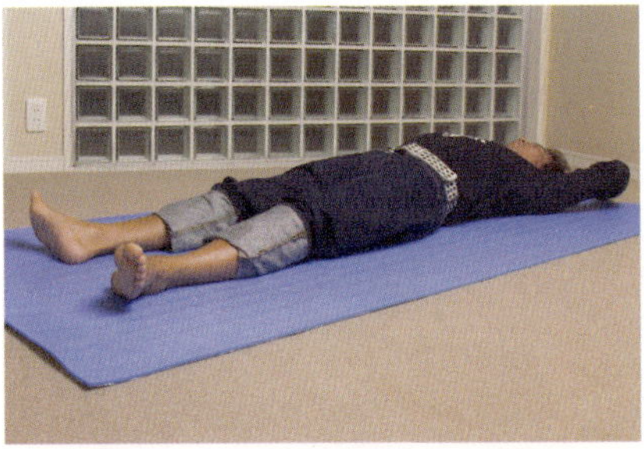

2 首をまわりたい方向に向ける（左右どちらでも可）。

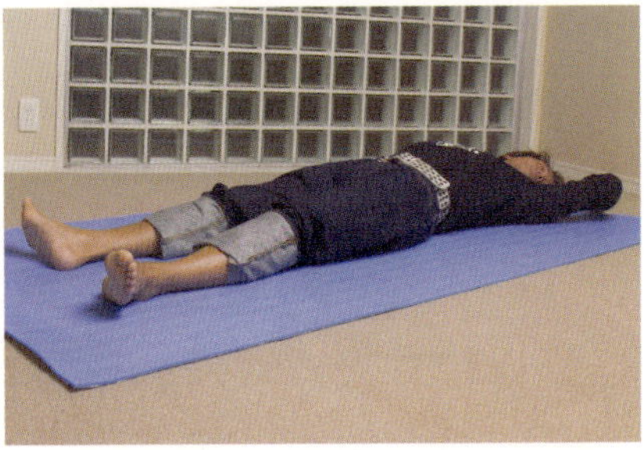

3 片ヒザを立て、足の裏で静かに地面を押しからだを回転させはじめる。

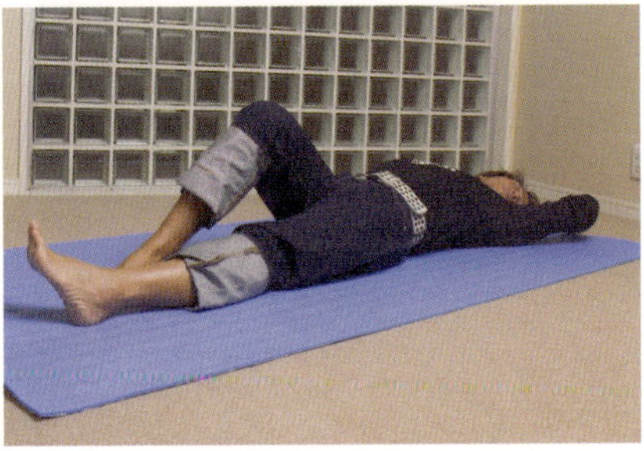

4 できるだけからだが床から離れないように、アザラシになったつもりでゴロンと回転。首も起こさない（頭を上げない）ように気をつけて。

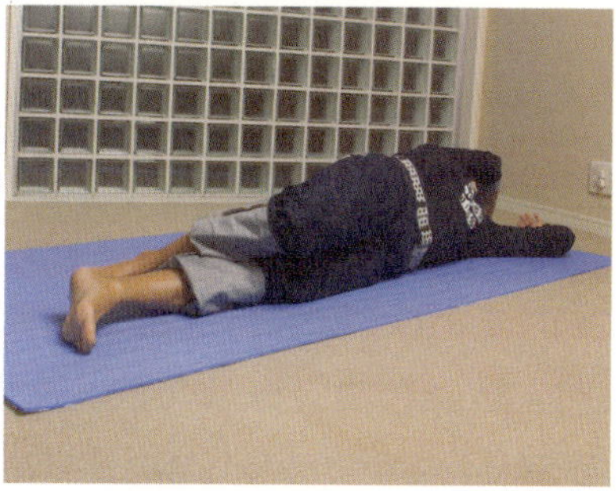

5 うつぶせに。力の抜ける位置であれば、手は伸ばしたままでも少し曲げてもよし！　首も向きやすいほうへ向け、楽にして。腕や肩まわりの力が抜けているのを感じながら2分くらいそのまま。おへその下あたりにある「骨盤の脳みそ」（太陽神経叢《たいようしんけいそう》）にどかーんと血液が流れこみ、ドックンドックンしてくる。おなかがグルグルと鳴ることも。

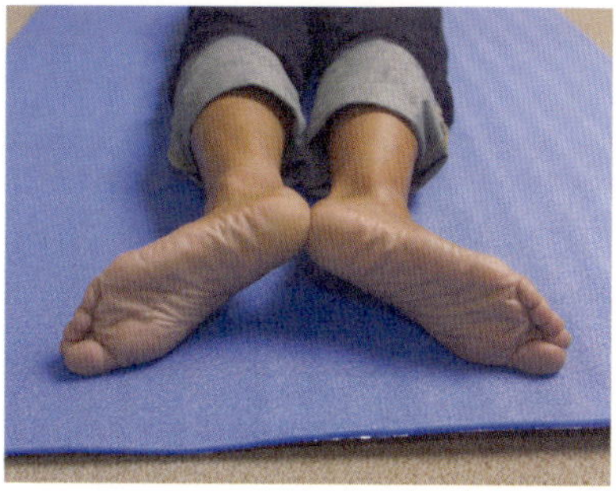

うつぶせになっても、かかとがくっついている。

6 続いてDRILL15「起き上がりがかんじん〜3ステップで立ち上がり」(P.80〜83)へ。その前に、開いていた足先を揃える。

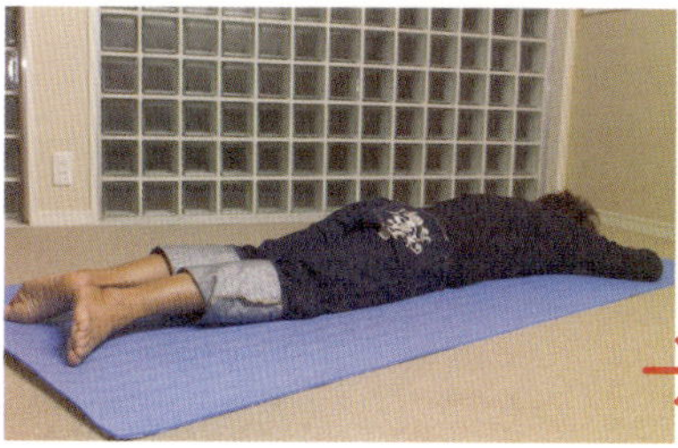

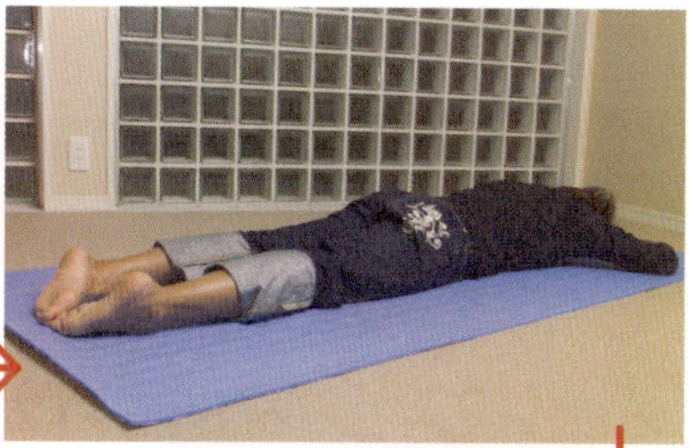

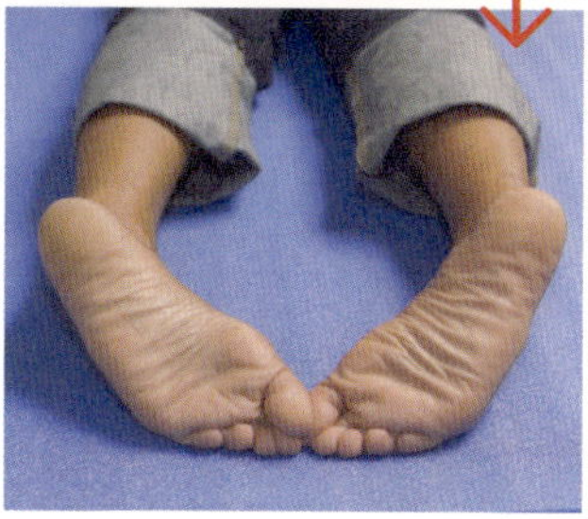

ひらく骨盤体操Q&A

Q 外くるぶしを床につけようとすると、ヒザが浮いてしまうんですが……。

A ヒザが浮かない範囲で開いてください。骨盤体操は、しめる体操もひらく体操も、非常にやりにくい動きをあえてからだにさせています。二足歩行をしている人間にとって、からだの中で最大の関節である股関節をいかに使うかが、健康にも美容にも老化にも大切なのです。普段あまり動かしていない股関節に無理を強いている体操ですから、最初のうちはできる範囲で行なえば大丈夫です。

Q 腰は床から浮いてもいいんですか？

A 骨格の形状やその人の骨盤周期の時期によって浮いたり浮かなかったりする場合がありますので、あまり気にしなくても大丈夫。ちょっと足先を開いただけで反りすぎて、あおむけに寝ていられないような場合は、バスタオルなどを腰の下に入れてみて。からだのひずみが急激に修正されている証拠なのです。痛みをゆるめて全身を調整するために、フィジカルモーション（→ P.94）を忘れずにやってくださいね。

7時限目

からだの総仕上げ

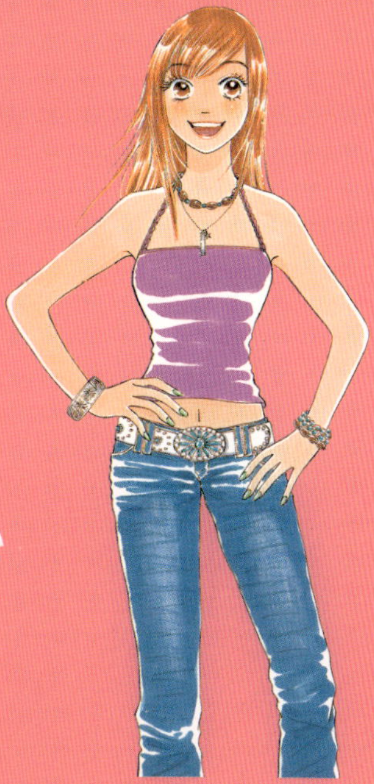

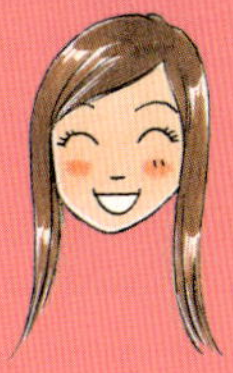

一種のショック療法でもある骨盤体操で、
骨盤をはじめ、からだの中で各パーツが美しく
生まれ変わりはじめました。
急激な変化を調整し、
なじませるための体操をご紹介します。
少々ビックリしたからだも、
これで落ち着きを取り戻します。

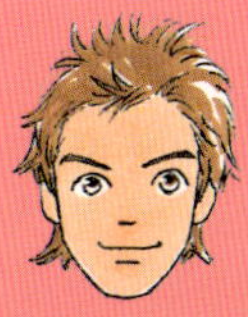

両腕ぐいーっと運動

実はこれ、頭の中を一瞬で真っ白にするすごい体操です。日中、10 分だけ休憩できる、なんとかここでリセットしてすっきりしたい！　という時に、ぜひお試しあれ。

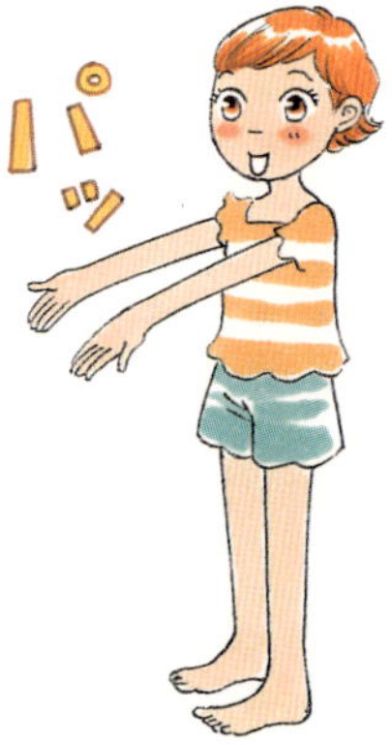

❶手のひらを上に向け、両手を伸ばす。

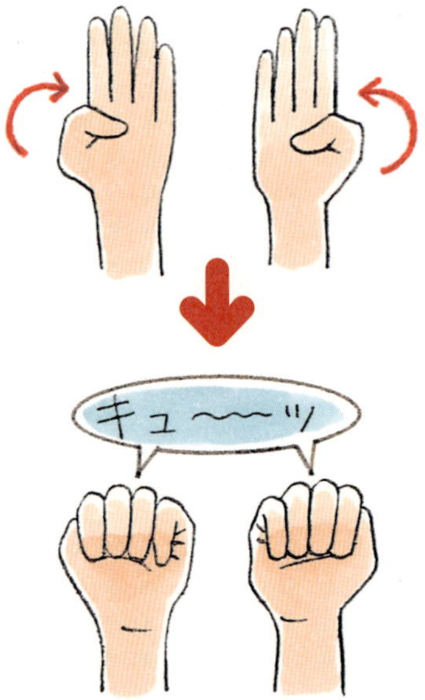

❷親指を手のひらにぎゅーっと押しつける。次に人さし指から順に、親指を握りこむように折りこんでいく。

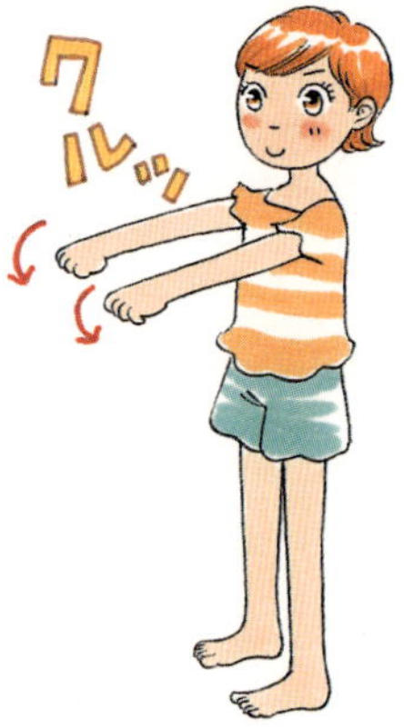

❸握った状態のまま、手を下に向ける。

得 二の腕がすっきり引き締まります!

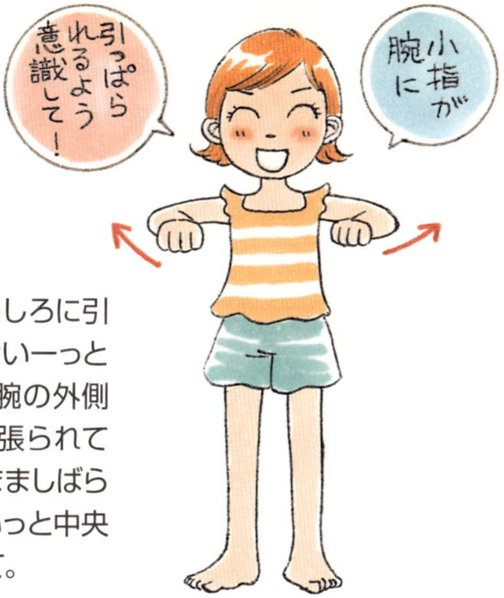
引っぱられるよう意識して!
小指が腕に

❹そのまま腕をゆっくりうしろに引く。引ける限界まで、ぐいーっとぐいーっと。小指から腕の外側を通って肩までが引っ張られているイメージで。そのまましばらくキープ。肩甲骨がぐいっと中央に寄っているのを感じて。

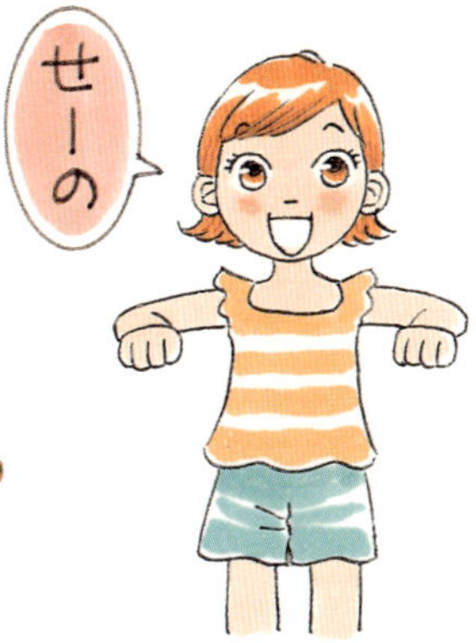
せーの

❺その状態から

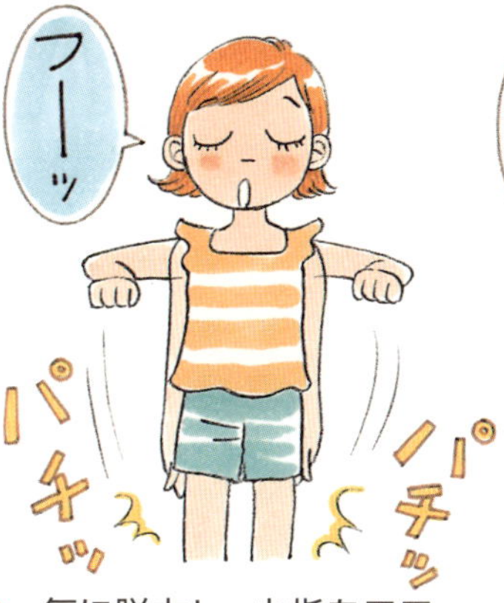
フーッ
パチッ
パチッ

❻一気に脱力!　小指をモモに打ちつけるようなイメージで両腕を落とす。

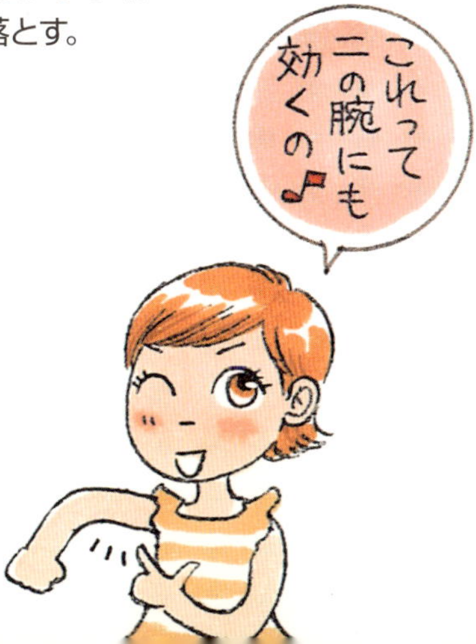
これって二の腕にも効くの♪

DRILL 19

フィジカルモーション

からだのバランス調整します

いよいよ総仕上げ！　音楽にのって気持ちよくからだを揺らしながら全身のバランスを調整していきましょう。わずかな動きですが、実はかなりハードな運動。ポイントは、股関節＝鼠《そ》径《けい》部《ぶ》を回すこと。Let's Try!

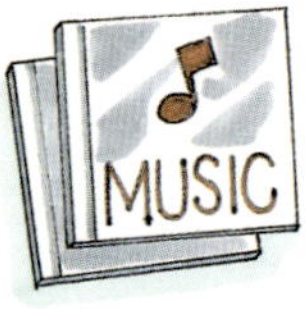

好きな音楽を用意して。

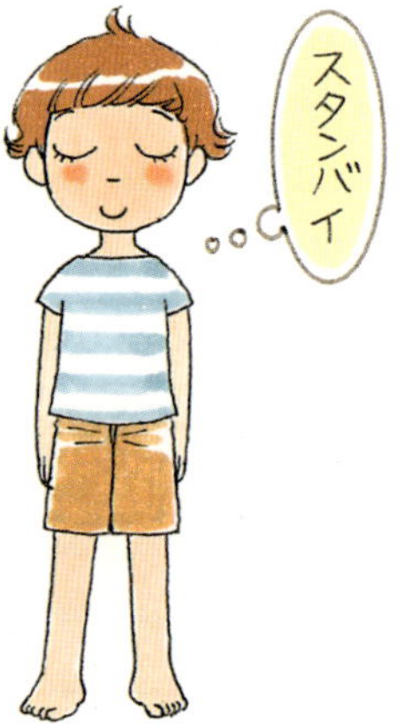

❶目を閉じ、足を肩幅に開く。足先を少し外側に向けてリラックス。

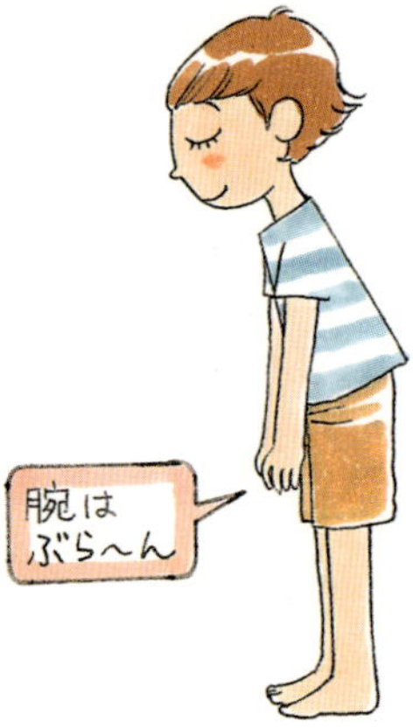

❷頭から背中はまっすぐのまま、鼠径部（ビキニライン）でからだを折り、軽く前傾姿勢をとる。

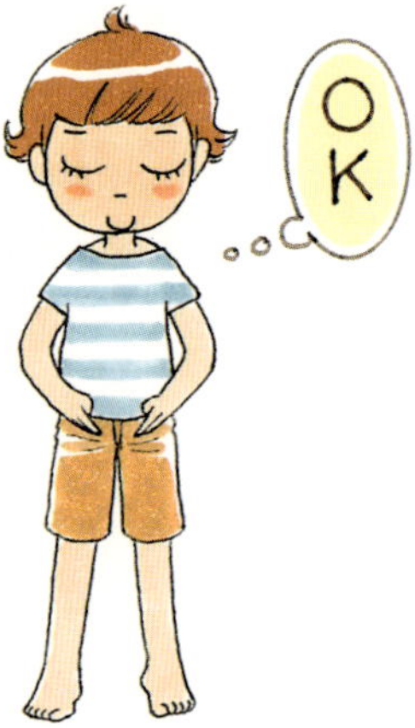

❸その姿勢のまま、鼠径部に手を添える。まさに「コマネチ！」のポーズ。

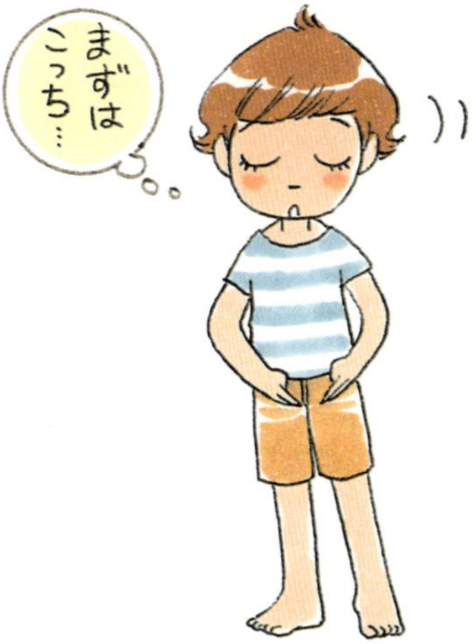
まずはこっち…

❹足の裏に神経を集中しながら、どちらかの足に重心をかけていく。

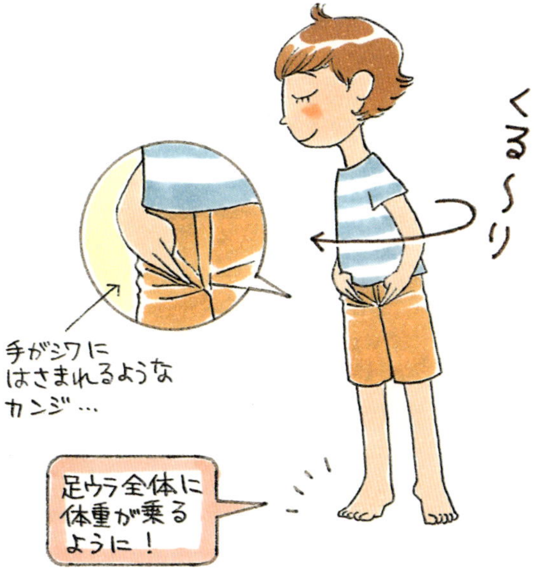
くる～り
手がシワにはさまれるようなカンジ…
足ウラ全体に体重が乗るように！

❺体重移動しながら股関節を折るように上半身のみゆっくり回す。股関節に手がはさまれればOK! この時からだをねじらないように。頭から鼠径部までが一枚の板だとイメージするとうまくいく。足裏は全体がベターッと床にはりついているように！

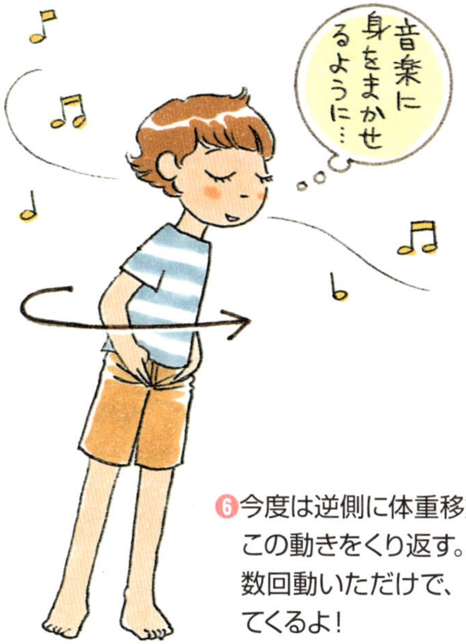
音楽に身をまかせるように…

❻今度は逆側に体重移動。左右交互にこの動きをくり返す。鼻先から回って。数回動いただけで、じんわり汗が出てくるよ！

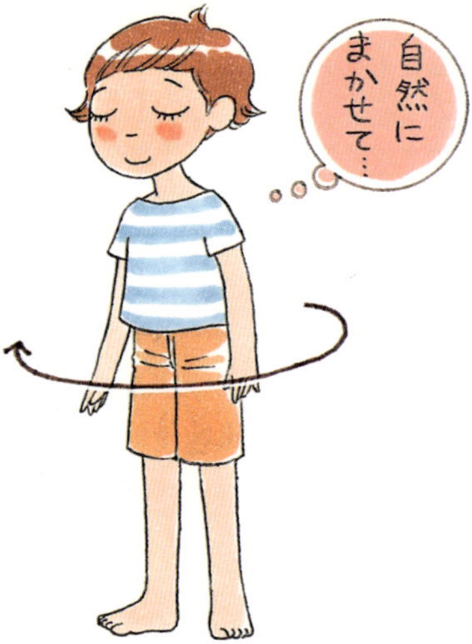
自然にまかせて…

❼感覚がつかめてきたら、ビキニラインから手を離し、そのまま上半身をゆっくりと回し続ける。自然に腕が振られるのにまかせて30回程度、続けます。

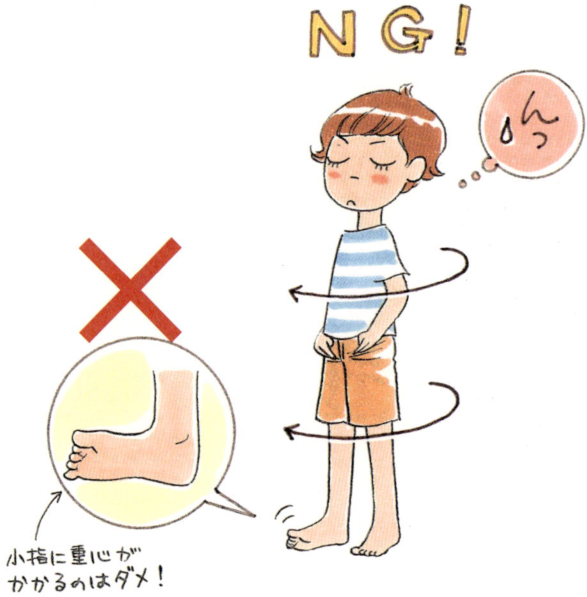
NG!
んっ
小指に重心がかかるのはダメ！

からだが反っていたり、重心をかけたときに足の裏が浮いてしまうと、鼠径部が動いたことになりません。

BASIC

[ベーシックレシピ]

毎日のからだとこころを気持ちよーくすっきりさせる、
ベーシックレシピです。
ストレスでとにかく不調な時にも効きます。
併用すれば、ドリルの効果も倍増。試してみてね！

RECIPE

足上げ

とにかくリラックスしたい時。頭が興奮して眠れない時。
肩こりや目の疲れにも。

あおむけに寝てイスや台などにかかとをのせて足を伸ばし、両手を側頭骨にあて、頭をあたためます。

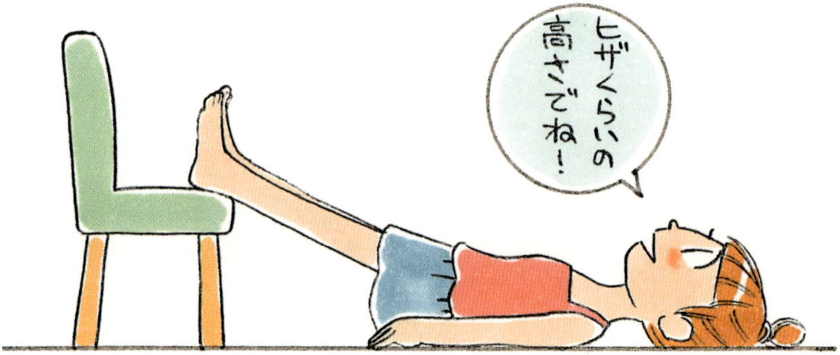

▶効能

頭にかたよった血がからだ中に回りだし、脳の緊張がとけます。
帰宅後に５分間、はー、すっきり！

▶なぜ?

足を上げることによって、頭に集まりすぎた血が足に流れていきます。
血の循環がよくなり、ほわんと気持ちよくなってきます。
そのまま寝てしまってもOK。風邪をひかないように、毛布をかけてくださいね。

腰湯

生理痛、腰の冷え、肩こり、偏頭痛、全身の倦怠感などに。

47°C くらいのお湯を張ったバスタブに入り、おへそが隠れるくらいまでつかります。
音楽を聞いたり、雑誌を読んだり、リラックスしてそのまま５分～15分。
上半身全体に汗をかいたら終了。
上半身を冷やさないように、短いＴシャツなどを着て、首にはタオルを忘れずに。

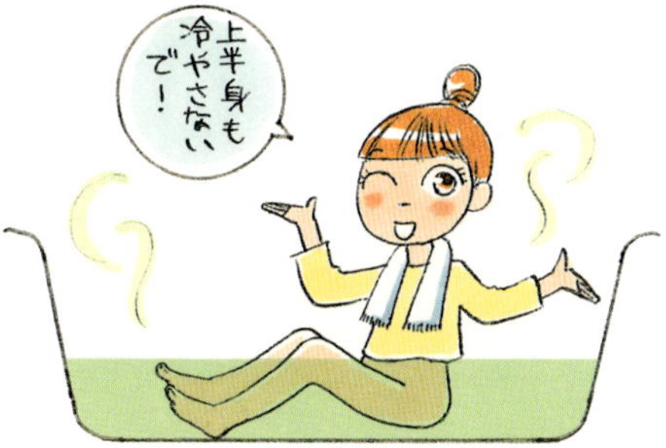
上半身も冷やさないで！

▶効能

からだがあたたまって代謝がよくなると、余分な水分が汗として出て、冷えとむくみが解消します。結果、だるさもとれてリフレッシュ！

▶なぜ?

からだに蓄積された疲労を、きちんと汗を出すことで解放することができます。

水含み

発汗をうながし、腰湯をより効果的にします。

腰湯をしながら、軽くひと口水を含みます。３分くらいたつと舌の両脇の付け根あたりから、どろっと濃くなった唾液が出てきます。吐き捨ててうがいをします。それを２～３回くり返します。

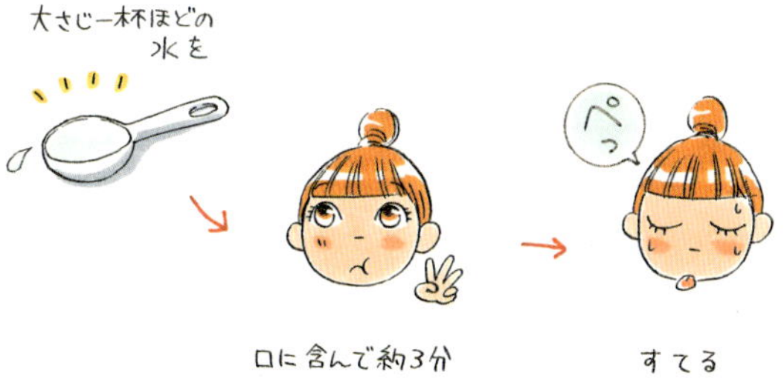
大さじ一杯ほどの水を
口に含んで約3分
ぺっ
すてる

▶効能

発汗にターボチャージ！

▶なぜ?

口の中に水が入っていると、からだは「水分補給された」と安心し、余分な水分を遠慮なく排出するからです。

KOTSUBAN教室へのご案内

「骨盤をしなやかにして人気者でいこう！」をテーマに、
2004年に満を持してスタートした『KOTSUBAN教室』。
春夏秋冬、四季に1回ずつ行っています。
参加した人たちがみんなキレイになっていくと
評判が評判を呼び、毎回満員御礼！
一度のぞいてみませんか。タク先生とかおりんがお待ちしています。

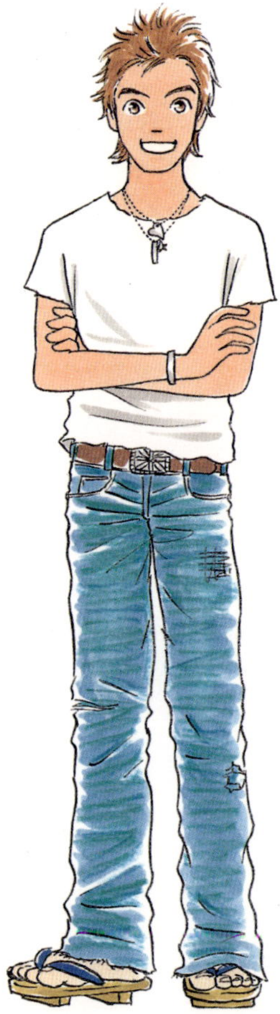

お問い合わせ先

予約方法

基本はメールまたは FAX にて
予約を受け付けています。

予約の流れ

❶参加希望をメールにて
kyoushitsu@girlswave.com
または FAX にて
03(3372)8088 に送る。

↓

❷事務局から予約確認と
振込先のご案内が届く。

↓

❸代金を振り込む。

振込み確認後、「ご招待状」がメールまたは
FAXで到着したら予約完了。

KOTSUBAN教室のしくみ

どんなことをやっているか、紹介します。

ただいま開講中

★Basicクラス（全4回）

〝ミーハーでおしゃれにキレイに〟をテーマに自分の骨盤の動き・メカニズムをしっかり学べます。「夏を前にウエスト＆二の腕をシェイプ！」など、季節ごとに気になる部分へ速攻！　のテーマで開催中。4回受講者は卒業検定後、Advanceクラスへ昇進。

★Advanceクラス（全8回）

Basicクラス修了者で卒業検定に合格した方が対象。〝相手のカラダを観て感じて〟をコンセプトに、『相互運動』を行っていきます。頭の先から足先までからだの部位を8つに分けて、8回で全身を知っていきます。ビューティ効果も一段アップ。

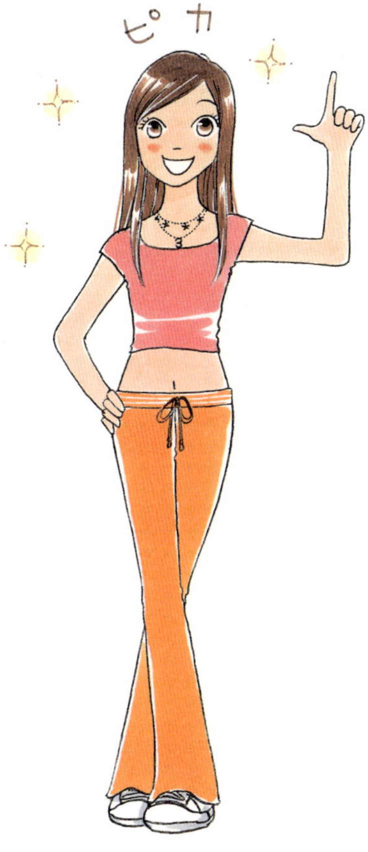

これから開講予定

★骨盤アドバイザーコース

骨盤の仕組み、骨盤体操を完全にマスターし、骨盤アドバイザーの認定試験で認定が与えられた方が対象のスキルアップクラス。家庭内、骨盤教室内で他人に骨盤に関してのアドバイスができるようになるために総合的な骨盤に関する知識を学びます。

★インストラクタークラス

寺門琢己骨盤体操を普及するインストラクターとしての技術を学び、個別クラスを担当できるようになることを目標とします。

卒業式

a Graduation ceremony

最後まで、ご静聴感謝です！

そして、おめでとうございます。すでにあなたは「淑女と娼婦を兼ね備えたからだとこころ」を手に入れつつあります！

一足先に「KOTSUBAN教室」に通っているMさんから、一昨日うれしいメールが届きました。

先生の本をたくさん読んで、骨盤体操がいいことはわかっていたのですが、なかなか始められないでいました。ところが先日教室に参加してから毎日朝晩の骨盤磨きをやってみたところ、2週間で自分でもびっくりするような効果が！　朝6時にはぱっと目が覚めるし、夜は12時頃にはサクッと眠くなって一気に熟睡。よいっぱりの朝寝坊だったのに、信じられません。すっきり出てくれるせいか、下腹、ウエスト周りが、最近なんかキューッと引き締まり、ジーンズのシルエットが理想的な感じになってきました。会社でも、友人にも「何かいい事あったんじゃないの〜！」って言われてます。実践あるのみって実感しています。始め

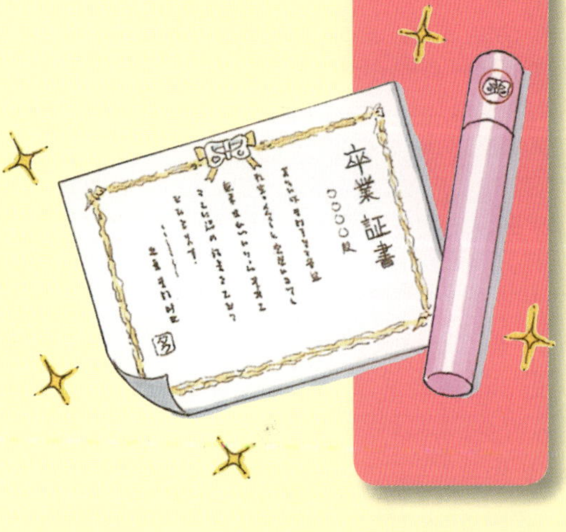

てよかった！
　そう、ほんのちょっとの時間でできる骨盤体操は、どんなに忙しい人でも無理なく実行できて、しかも効果がはっきり実感できるから、一度始めればずっと続けられるんです。
　今、仕事や恋愛や人間関係のストレスでくたびれて、本来の魅力を失っている女性がいっぱいいます。それは、男としても大変さびしい事です。なぜならば、元気できれいで明るい女性と一緒にいることが、男にとっても元気でかっこよく明るくいられるエネルギーになるからです。
　固まった骨盤を解凍しよう！と自分で決めて「始める」ことが、あなたを変えていきます。想像もしなかった未来の扉が、本来のしなやかな骨盤の開閉運動と共に、開き始めます。びっくりしますよ～！
　では、近い未来、すっかり見違えるように変身したあなたと出会える事を夢見て……！

２００５年5月21日（僕の誕生日に）　寺門琢己

PROFILE

寺門琢己 Takumi Terakado

1964年生まれ。Z－MON（ゼモン）治療院主宰。
少年時代にからだのおもしろさに目覚め、東洋鍼灸専門学校在学中より整体の活動をはじめる。卒業後、国家資格取得。現在は東京・代々木の治療院にて、日々さまざまなからだに接している。休日はサーフィン、ゴルフ、テニス、フットサル。

『かわいいからだ』（幻冬舎文庫）、『愛とからだとこころとしっぽ』（幻冬舎）、『かわいいこころ』『かわいいからだの救急箱』（メディアファクトリー）『一行きれい塾』（三笠書房）『かわいいおんなの創り方ー駄目杉この子物語』（ぴあ）他、著書多数。また、本書にも登場した3Dモデル「骨子（ほねこ）」ちゃんとともに骨盤体操を解説している初のDVD『かわいいからだぼりゅーむ1&2』（テレビ東京メディアネット/BMGファンハウス）も大好評。

●からだの中からキレイになりたい女の子のためのサイト
『ガールズウェイヴ』（http://www.girlswave.com/）
●寺門琢己のブログ
『だから！カラダ！げんき！』（http://terakadotakumi.cocolog-nifty.com/）

STAFF CREDITS

イラスト ＿＿ 村上ジュンコ　Junko Murakami

CG提供 ＿＿ テレビ東京メディアネット
TV TOKYO MEDIANET,INC.
BMGファンハウス
BMG FUNHOUSE, INC.

CG制作 ＿＿ 円人　enjin productions
エア　Ea Co., Ltd.

撮影 ＿＿ 青山立行（ホワイトロック） Tateyuki Aoyama

ブックデザイン ＿＿ 米谷テツヤ　Tetsuya Yonetani

DTP ＿＿ 藤野立来（PASS）　Tatsuki Fujino

編集協力 ＿＿ 川崎かおり　Kaori Kawasaki

編集 ＿＿ 木原いづみ（幻冬舎）　Izumi Kihara

骨盤教室

2005年6月25日　第1刷発行

著　者　寺門琢己
発行者　見城　徹

発行所　株式会社 幻冬舎
〒151-0051 東京都渋谷区千駄ヶ谷4-9-7
電話　03（5411）6211（編集）　03（5411）6222（営業）
振替00120-8-767643

印刷・製本所　図書印刷株式会社

検印廃止

ISBN4-344-00796-4　C0095
幻冬舎ホームページアドレス　http://www.gentosha.co.jp/

この本に関するご意見・ご感想をメールでお寄せいただく場合は、comment@gentosha.co.jpまで。